食べもの通信

心と体と社会の健康を高める食生活

Contents

2021 3月号 No.601

●表紙・本文イラスト:中村鈴子／特集・おかわりちょうだい!・情報カフェ イラスト:チブカマミ

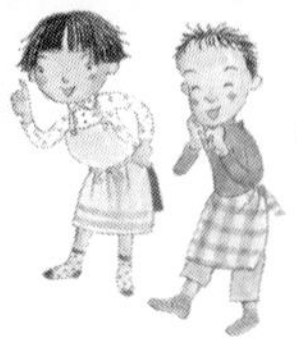

すべての人が行動を

国谷裕子さん

●キャスター・FAO日本担当親善大使

NHKの『クローズアップ現代』で23年間キャスターを務め、さまざまな社会問題に鋭く切り込み、追及してきた国谷裕子さん。5年前に番組を辞めて以降は、環境問題を中心に精力的に取材して発信し、啓発活動もおこなっています。なかでもSDGs（持続可能な開発目標）に関しては、2015年の国連総会採択から取材を続け、地球環境を守るための一人ひとりの行動を呼びかけています。「自分たちが、未来に地球を手渡せる最後の世代」といわれる深刻な環境問題の現状と、私たちは何をしなければいけないのかについて聞きました。

聞き手●矢吹紀人（ルポライター）

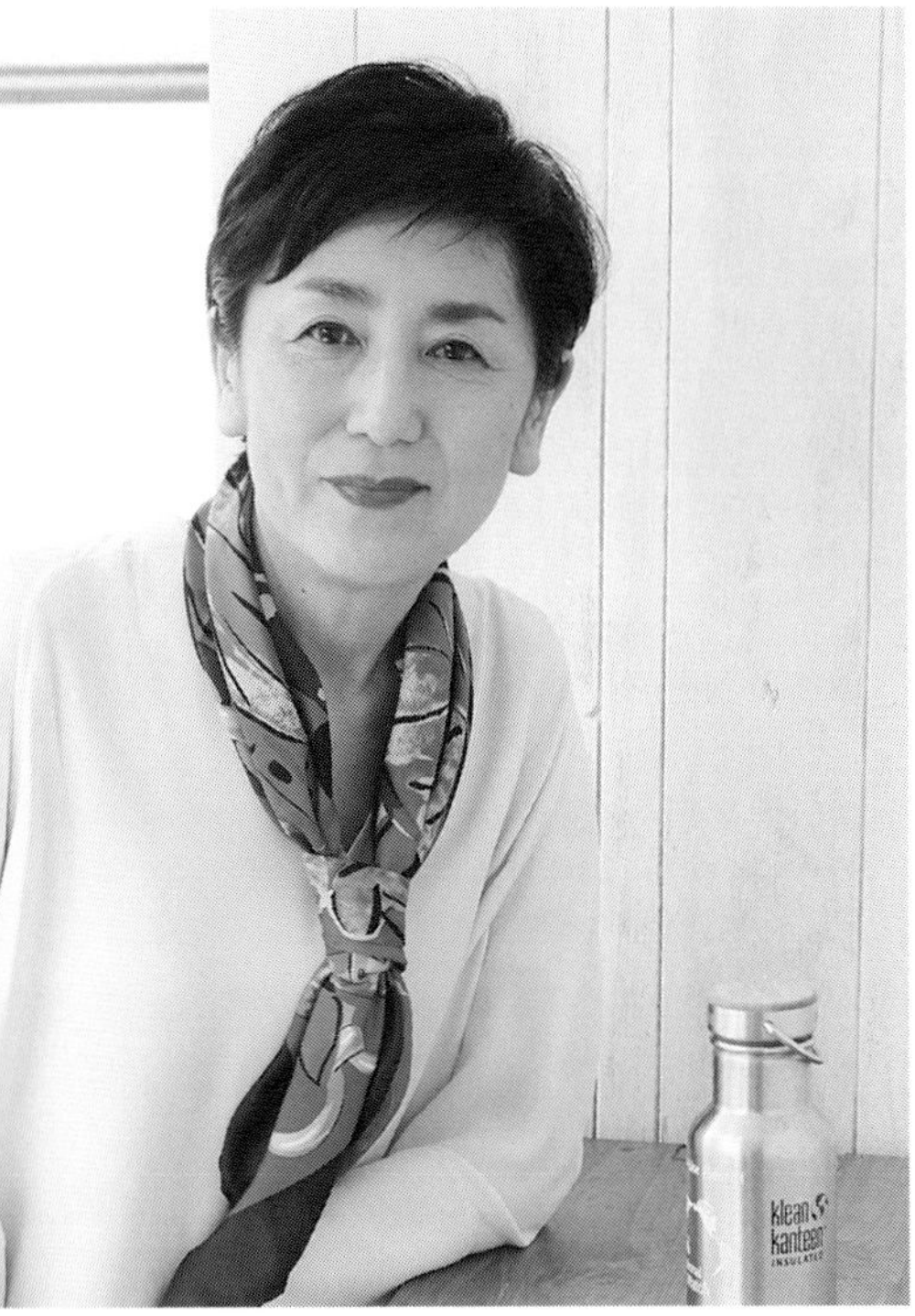

Profile

くにや　ひろこ：米ブラウン大学卒。NHKBS「ワールドニュース」を経て、1993年から2016年までNHK「クローズアップ現代」キャスター。現在、FAO（国連食糧農業機関）親善大使、東京藝術大学理事、慶應義塾大学大学院特任教授。02年菊池寛賞、11年日本記者クラブ賞受賞。著書『キャスターという仕事』（岩波新書）

「だれかがだれかを助ける」から人類すべてが共に動く社会へ

――SDGsの国連採択時、総会を取材に行かれていたのですか。

国連創設70周年の取材に行っていました。その記念すべき総会でもっとも注目されたのが、193カ国が全会一致でSDGsを採択することだったのです。

私も初めは、17項目のゴールと169ものターゲットがあるのでつかみどころがない感じがして、なぜこんな大きな目標に世界が一致して取り組もうとしているのかわかりませんでした。しかし取材をするなかで、これは本当に大事なことだと実感していきました。

国連は2000年に「MDGs（ミレニアム開発目標）」を掲げて、途上国の貧困飢餓問題等に取り組みました。その成果で、10年間で飢餓人口が減り、極度の貧困から抜け出す人が増えました。

しかしここ数年、飢餓人口は再び増加に転じて8億人を超え、格

地球を守るため

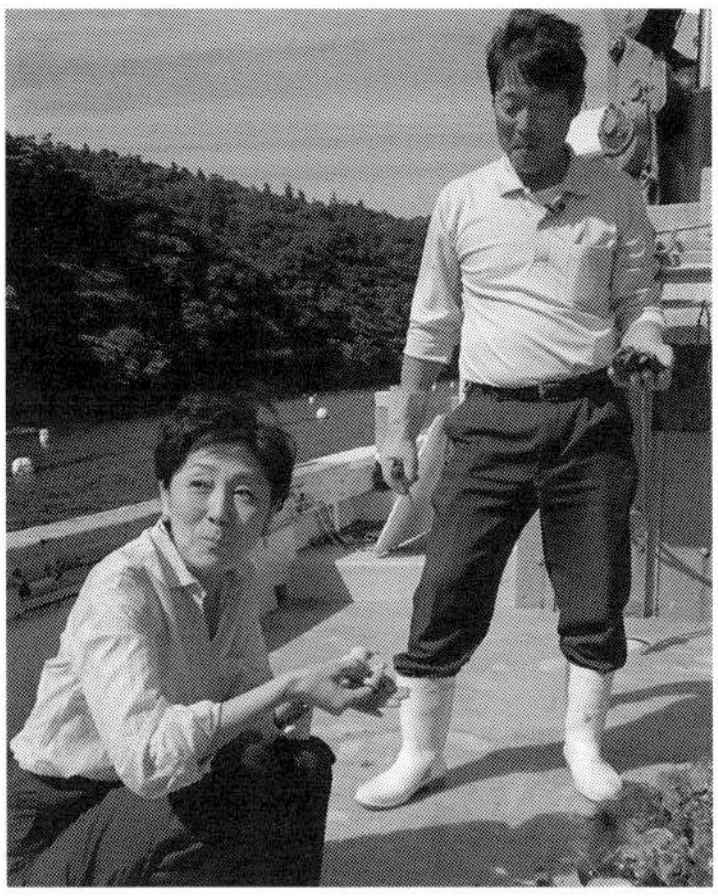
漁業の現場を取材する国谷さん

差が拡大して世界は不安定化しています。そして何よりも地球環境が危機的状況を迎えています。もはや「だれかがだれかに手を差し伸べる」ではなく、人類すべてがあらゆる課題に取り組まなければ、地球そのものが維持できなくなるという危機感が生まれています。

——「飢餓をなくそう」という目標も、先進国を含めた人類すべての課題だということですね。

国連を取材したとき、現在は副事務総長のナイジェリアのアミーナ・モハメッドさんがこう話してくれました。「自分の故郷には、チャド湖という大きな湖があり、小さいころは、その向こう側にはどんな国があるんだろうと思っていた。ところが、気候変動による干ばつや砂漠化の拡大で、湖はまるで水溜まりのようになってしまった。周辺の住民は漁業も農業もできなくなり、都市のスラムに移って貧困にあえぎ、若者たちは希望を失ってボコハラムのような過激派組織に取り込まれている」と。

先進国の豊かな生活が作り出した地球温暖化が、途上国のテロ拡大の一因になる。このように、いまは地球上のあらゆる課題がすべてつながってきているのです。

地球を未来に手渡しできる最後の世代が私たち

——食の分野では、「飢餓と食品ロス」が重要な課題になっています。

いま77億の世界人口が、２０５０年には１００億になるといわれています。そのときすべての人類が、どうしたら安定して食料を手に入れられるか。大量の食料を輸入して豊かな食生活をおくる国がある一方で、飢餓に苦しむ国があります。世界全体では十分な食料が生産されているのに、食料配分のシステムが非常にいびつなのです。

世界有数の食料輸入国である日本は、自国での消費量に匹敵する食料生産国の水を「バーチャルウオーター」*の形で消費し、食料の運搬などで大量の二酸化炭素を排出しています。

一方で、膨大な食料を廃棄しています。ＳＤＧｓの12番目のゴール「責任ある生産や消費」から見ても、「経済的に豊かだから食料を輸入すればいい」では済まない時代になっているのです。

——地球規模の気候変動は、農林水産業をも脅かしています。

気候変動による水の枯渇は世界的に深刻ですし、20世紀に成功したとされる化石燃料や化学物質多用の農業モデル「緑の革命」は土壌劣化をもたらし、生物多様性を失わせています。パリ協定やＳＤＧｓが合意されたあとも、二酸化炭素排出量は増えています。

菅首相が宣言した「２０５０年カーボンニュートラル（温室効果ガス排出ゼロ）」の達成には、二酸

＊ 食料を輸入している消費国において、その食料を生産するのに生産国でどの程度の水が必要かを推定したもの

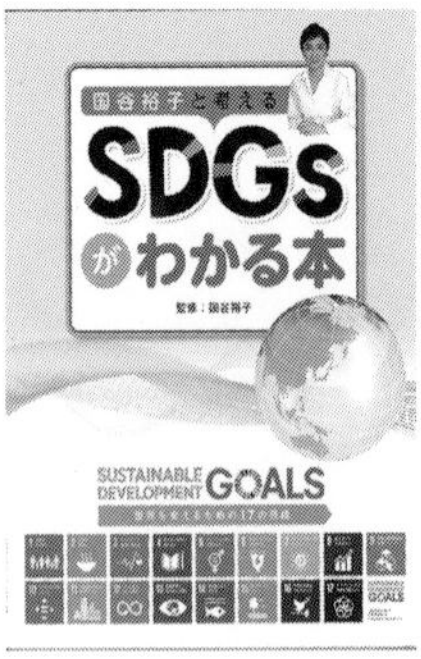

SDGsをわかりやすく解説した『国谷裕子と考えるSDGsがわかる本』（文溪堂）＝国谷裕子さん監修

化炭素排出を毎年6、7%減らさなければなりません。昨年のコロナ禍により世界中でロックダウンなど経済活動がストップして、世界全体で7%減少しましたが、この規模の削減を、毎年実行していかなければならないのです。

　国連で合意したSDGsを含む「アジェンダ2030」には、「私たちが、地球を破壊から守る最後の世代になるかもしれない」と書かれています。

　気候変動や環境破壊をこれ以上激化させないためには、できることから、だれもがいますぐ行動を始めなければいけないと思います。

「環境」のスーパーイヤーに　さらに事実を発信していきたい

――『クローズアップ現代』では鋭く追及する姿勢が印象的でした。その原動力は？

　番組が始まった93年は、バブルが崩壊して日本社会がガラガラと変わっていく最中でした。終身雇用が崩れリストラの嵐が吹き荒れるなど、それまでの常識が次つぎと当たり前でなくなる二十数年でした。「日本はこの先どうなっていくのか」と思いつつ、今日の番組で何を伝えるかを考えていたことが、日々の原動力だったのかもしれません。

――今後の活動のご予定は？

　脱炭素社会の実現や食料問題などSDGsに関わることを引き続き取材し、さまざまなメディアで発信していければと考えています。

　今年は、昨年のコロナ禍で延期されたCOP26（国連気候変動枠組み条約締約国会議）が、イギリスのグラスゴーで開かれます。中国の昆明《くんみん》（雲南省）では生物多様性の会議があります。国連の食料サミットや海洋サミットも開かれ、地球にとって大切なスーパーイヤーです。

　こうした動きを注視しながら取材を深め、SDGsを発信していく年にしたいと思っています。

心に残る一品

家族で食べた香港の麺

　父の仕事の関係で、小学校の高学年から中学校のはじめぐらいまで、香港に住んでいました。そのころ、週末になると必ず、私たち３姉妹と両親の５人でそろって、お昼に飲茶《やむちゃ》を食べに行っていたんです。

　その締めで食べた麺がとても記憶に残っています。ただ、何という名前だったか思い出せなくて、母や姉にも聞きましたが、やはり覚えていないということでした。

　普通のラーメンよりちょっと麺が太くて、味は広東風のあっさりしたものでした。３年前に亡くなった父が大好きで、必ず頼んでいました。

　その麺が記憶に残っているというより、家族みんなで食べた楽しい思い出だったということですね。ワゴンで運ばれてくる飲茶をワイワイ言いながら選んで食べて、最後にその麺で締めた懐かしい思い出として記憶に残っています。

家庭栄養研究会

心と体と社会の健康を高める食生活への提言

『食べもの通信』は、安全な食べものと、日本の食文化に根ざした健全な食生活への願いから出発しました。あなたの疑問に答え、ともに学び、暮らし方を問い直し、考えあう雑誌です。今、地球の環境破壊が進んでいます。さらに、3.11以降は、未曽有の放射能汚染も続いています。

かけがえのない命が守られ、健康に生きることは、私たちの権利です。私たちは「心と体と社会の健康を高める食生活」を実現するために、次の5つの視点で提言しています。

1. **安全性** 子どもたちの健康と未来のため、「食」の安全に配慮しましょう。
2. **健康・栄養** 自然のリズムに沿った健康的な「食」をめざしましょう。
3. **食文化** 日本の風土に根ざしたお米を中心とする食文化を大切にしましょう。
4. **食教育** 食と「いのち」のつながりを学べる、食教育を実践しましょう。
5. **食料自給** 平和・環境を大切にし、生産者と消費者が手を結び食料自給を高めましょう。

3月の旬

ヨモギ

ギザギザした葉と、独特の香りが特徴です。別名は「モチグサ」。食用は3～5月に若い芽や葉を摘みとります。全国の川原や土手のほか、中国や朝鮮半島にも自生しています。

香りのもとは「シネオール」などの精油で、気持ちを落ち着かせ、新陳代謝を促進し、アレルギーを抑える効果があります。

食物繊維が多いので排便を促し、便秘の解消や痔の予防に。緑色のクロロフィルはヘモグロビンの生成を助けて造血作用を促進し、多く含まれるビタミンKは血液の凝固を助けます。

成長した葉を乾燥させて粗く砕いた「ヨモギ茶」は、冷えや痛みを緩和するとされます。3gをティーバッグに入れ、熱湯を注いで数分浸し、1日3回飲みます。漢方では成長した茎や葉を乾燥させたものを艾葉（がいよう）とよび、冷えによる腰痛や生理不順、痔、鼻血などの処方に用いられます。

お灸のもぐさはヨモギの葉を乾燥させて、葉の裏に密生する綿毛を集めたものです。

おいしい食べ方と保存法

下ゆでは沸騰したお湯1ℓにひとつまみの塩、重曹小さじ1、ヨモギを入れて2分。その後、冷水にさらします。新芽だけなら重曹は不要です。

水気をしぼり、お浸しやゴマあえ、ゴマみそあえにします。

下ゆでしてフードプロセッサーやミキサーでペースト状にするのもおすすめです。蒸したもち米に混ぜるとよもぎ餅に。また、ポタージュに入れると爽やかな香りが味わえます。

ペーストとオリーブ油を合わせ、塩、コショウで味を調えると、魚料理のソースに。

生の葉に衣を付けて油で揚げる天ぷらも美味です。

保存は、ヨモギを水洗いして水を切り、ポリ袋に入れて冷蔵庫で2日間。ペーストや下ゆでしたものは冷凍保存できます。使うさいは自然解凍します。

表紙写真

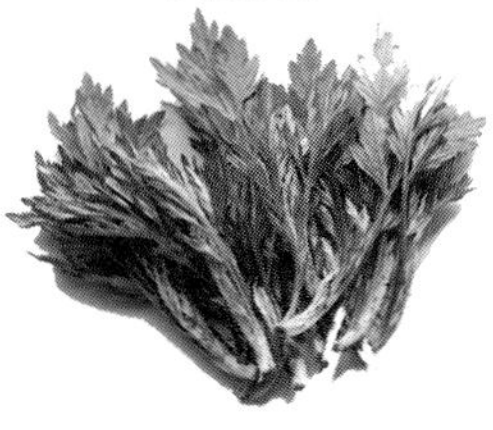

薬剤師
橋本紀代子

Profile
橋本紀代子（はしもと きよこ）：1972年から漢方を勉強し、1990年から母乳育児支援について学ぶ。現在、マッサージ治療院開業。薬局勤務（漢方相談）。保育園理事。あん摩マッサージ指圧師の資格も。著書『食べものはくすり』『野菜の力』（ともに本の泉社）。

岩手・釜津田 3月の山里だより

三上亜希子

〝寒い家〟研究家

今年は日中も連日氷点下二桁以下に冷え込む、寒い冬でした。皆さんのところはどうでしたか?

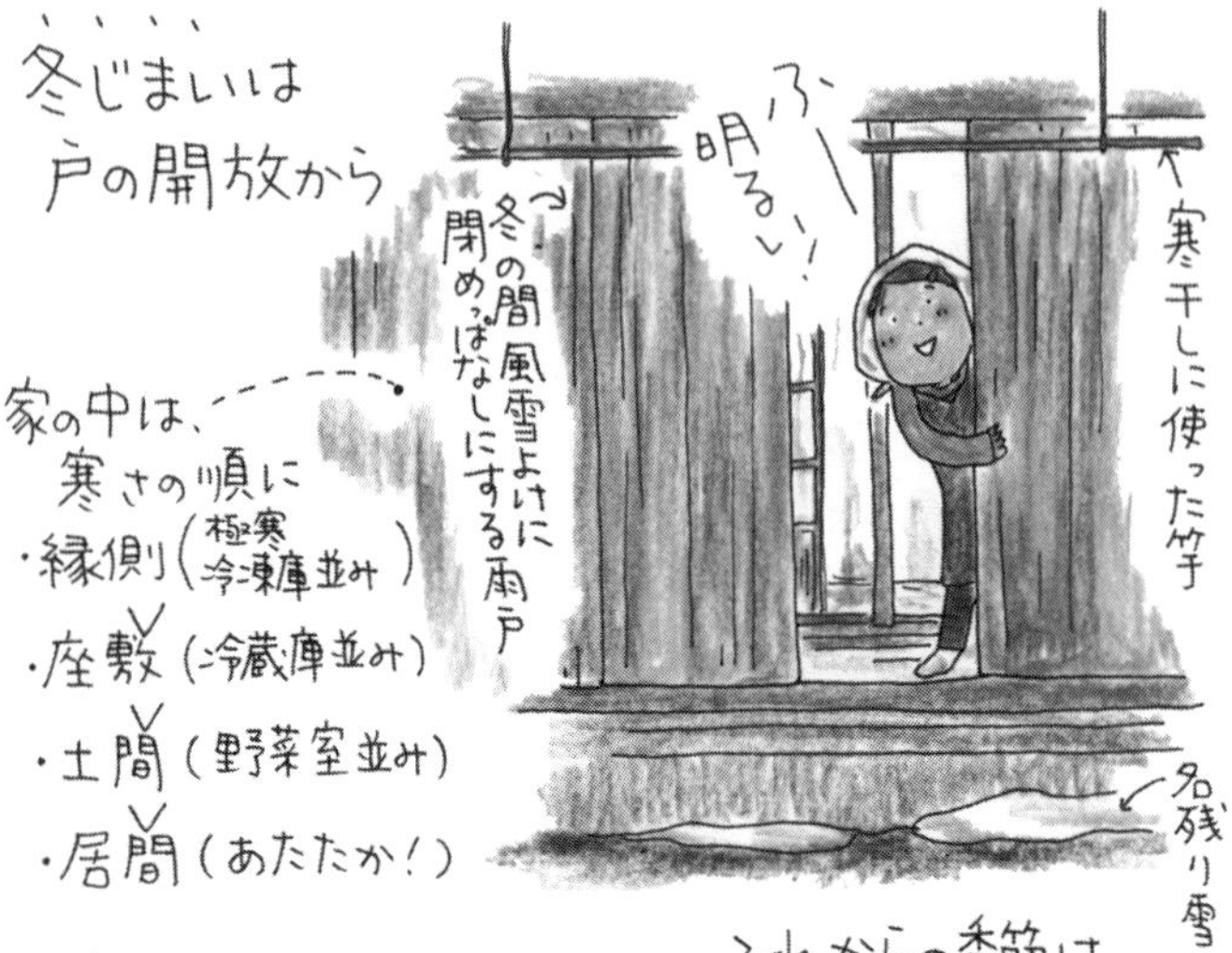

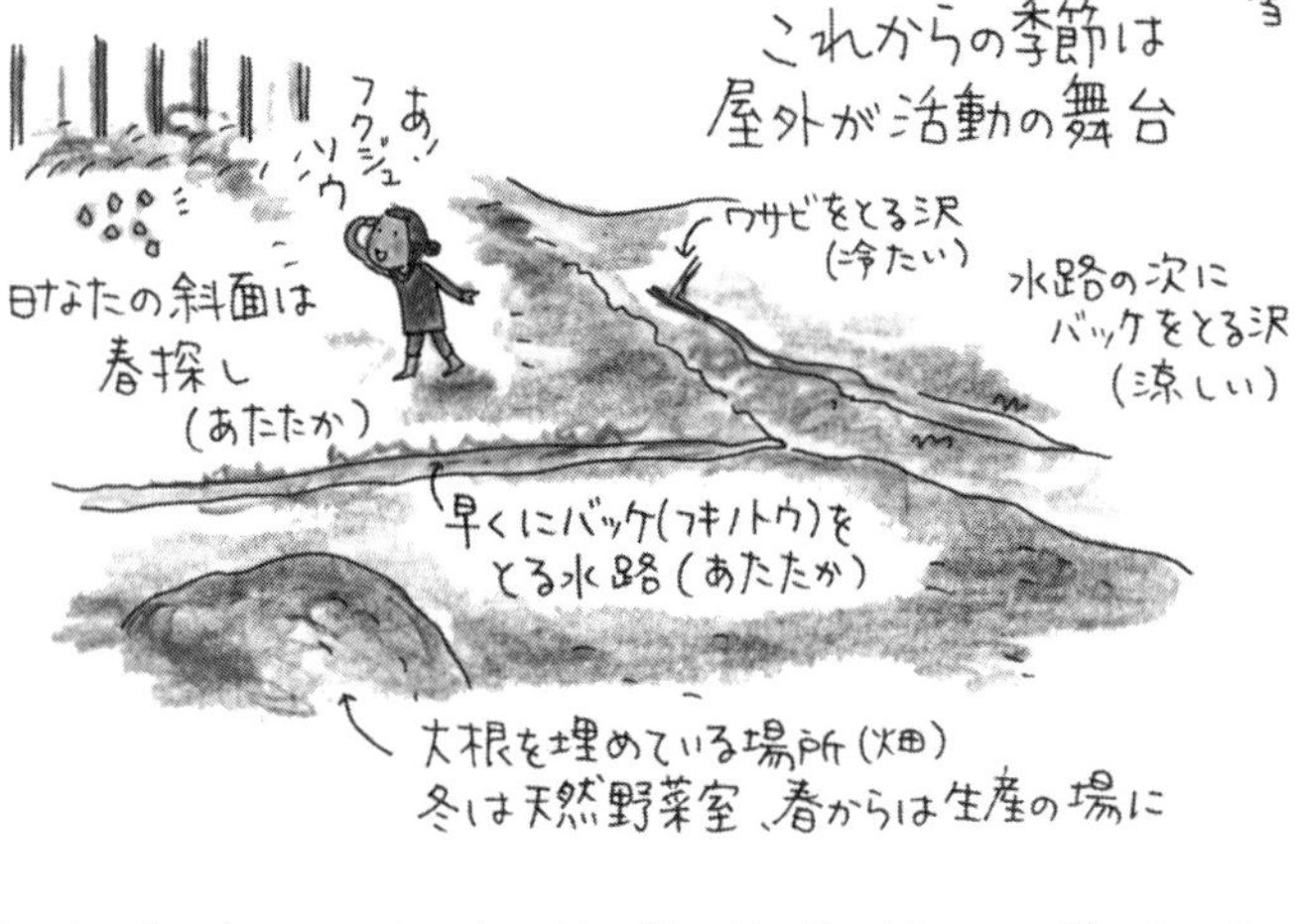

さて、そんな寒い季節から暖かな春を感じはじめるのは、どこでもきっとうれしいこと。北国ではなおさらですが、そのうれしさをさらに増幅させるのが、春の気配とともに家の戸を開け放つ瞬間かもしれません。

こちらは、昔ながらの木造家屋が多い山里。わが家もそうで、特徴は「夏は涼しく、冬も涼しい(寒い!)」。断熱材なし、隙間多し、ですから当然です。どの家も厚い木戸(木製の雨戸)を閉め切って、厳冬をしのぎます。が、春の気配とともにそれを取り除くと、家の中に光と風が入り込み、それはそれは爽やかな気持ちになるのです。

いっぽうで、少し残念なこともあります。冬の間、便利に使う〝寒い部屋〟がなくなることです。外周りに加え、屋内の戸もあちこち閉め切るので、冬は家の中にいくつかの開かずの〝寒い部屋〟ができあがります。

そこは〝開かず〟といいつつときどきは開き、食材や作り置き料理の保存、漬物類の仕込みなどに欠かせない場所なのです。家事の時短や省エネにもつながり、昔ながらの〝寒い家〟の利点だと、私は密かに注目して、その使い方を地道に研究しているのです。でも、それも春になればいったんおしまい。

家も寒さも使いよう、そんなふうに思います。地域の諸先輩方は〝寒い部屋〟に加え、まきストーブでつくりあげる暖かな部屋の活用も上手です。ですが、やはりもう春。その話もまた次の冬に。

Profile
三上亜希子(みかみ あきこ):埼玉県生まれ。学生時代に訪れた岩手の自然と暮らしに惹かれ岩手へ移住。学芸員補助を経て農家の嫁に。ブログ「農家の嫁の事件簿+」で暮らしを紹介中。著書『農家の嫁の事件簿・こちら北国、山の中』『農家の嫁の事件簿・描き下ろし』(いずれも小学館)。

特集1

心と体を癒す
天然だしのチカラ

かつお節、コンブ、煮干しのだしは、和食の味の基本です。
下図のように家庭では、化学調味料入りのだしが多く使われていますが
天然の素材でとっただしのほうが、香りも味も抜群です。
骨や肉を長く煮込む洋風や中国風のだしと比べて
日本のだしは、短時間で深みのあるおいしいだしがとれると
海外でも注目されています。
また、だしには、疲労回復などに即効性があります。
毎日の料理に、煮干しなどの天然だしを使うようになったら
子どもの精神が安定し、体調が改善したという最近の報告もあります。
だしの健康効果と手間いらずのだしのとり方を紹介します。

ふだん料理に使っているだし
（複数選択・%）

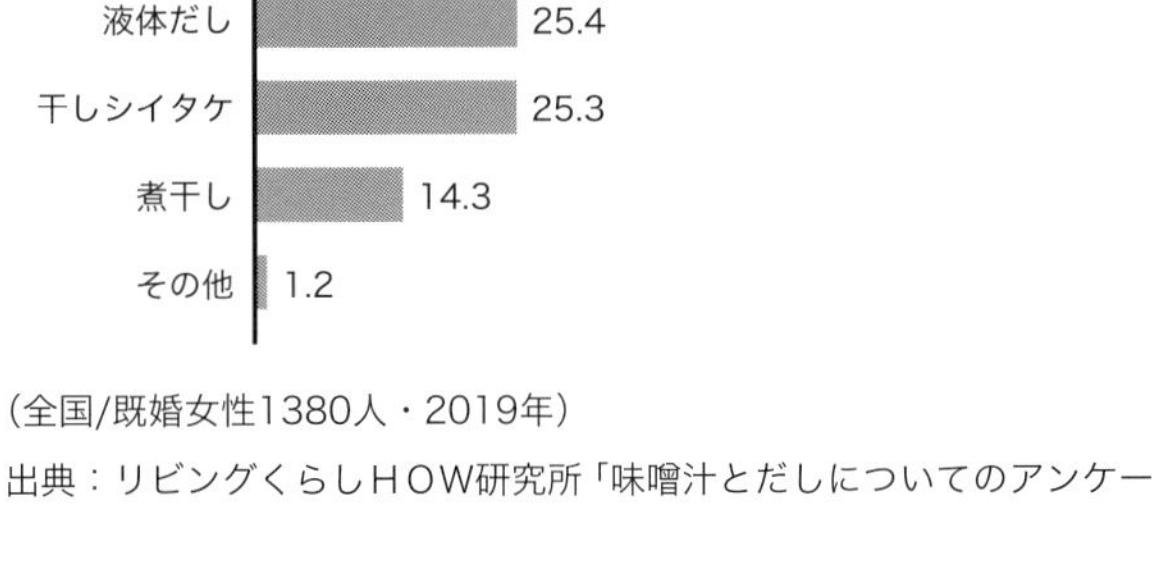

（全国/既婚女性1380人・2019年）
出典：リビングくらしＨＯＷ研究所「味噌汁とだしについてのアンケート」

●だしのうま味成分

グルタミン酸

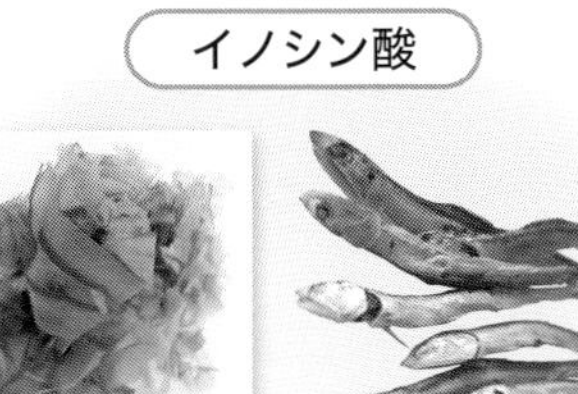

コンブ

イノシン酸

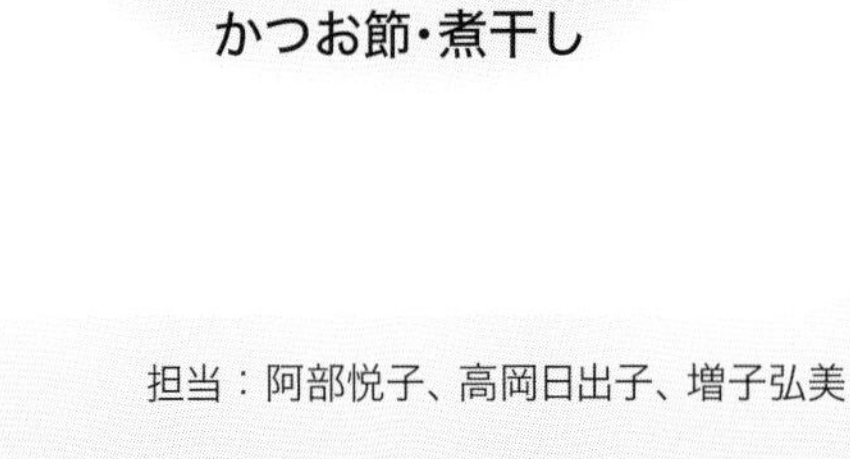

かつお節・煮干し

担当：阿部悦子、高岡日出子、増子弘美

天然だしに驚きの効果
心おだやかで疲れにくい体に

家庭栄養研究会編集委員会

だしにはうま味があるだけではなく、飲むと「ほっとする」など、別の効果も感じます。この理由は、うま味エキスが分子の小さいペプチドの形やアミノ酸になってだしに溶け出しているため、体内で素早く吸収されるからです。

各種だしの効用が報告されていますが、最近わかってきたかつおだしの効果を中心に紹介します。

■かつおだし

抜群の疲労回復効果 香りにリラックス作用

かつおだしの健康効果は、疲労回復、リラックス効果など（表❶）、数多く報告されています。

カツオは、海中で休みなく猛スピードで泳いでいます。その秘密はスタミナのある疲れない筋肉にあります。この筋肉には、疲労回復作用があるアミノ酸の一種ヒスチジンと、スタミナの原動力であるアンセリンというアミノ酸が含まれているためです。

また、だしに含まれるペプチドも疲労回復を早めるなど重要な役目を果たしています。ドリンク剤よりだしのほうが、効果があるかもしれません。

そのほか、かつお節の香りは、副交感神経の働きを強めて緊張をほぐすので、リラックス効果があります。

表❶ かつおだしの健康効果

1	情緒安定、抗うつ作用
2	疲労回復
3	抗ストレス・リラックス作用
4	メタボ予防、ダイエット
5	美肌づくり
6	減塩効果

（参考資料：本誌2016年1月号かつお節特集ほか）

子どもの情緒安定 攻撃性低下、うつを抑制

とくに注目したいのは、成長期の脳への作用です。

マウスの実験で、離乳期から性的成熟期にかけてかつおだしを与えると、攻撃性が低下し、抗うつ作用もあることが明らかになっています（富山大学西丸広史准教授らの研究）。また、かつおだし摂取群のマウスの脳で、前頭前野などの細胞密度が高くなっており、脳の働きが良くなっています。

これはかつおだしの中のヒスチジンが、関与している可能性があるとして、「ヒトにおいても、成長期におけるかつおだしの持続的な摂取が、脳の発達に役立つことが示唆され

る」と言及しています。

かつお節とコンブの合わせだしでも疲労改善

京都大学の森滝望氏らの研究によると、かつお節とコンブの合わせだしを成人に1回だけ摂取させると、リラックスさせる副交感神経の活動が上昇し、単純計算の作業後の疲労度が軽減されました。

また、市販の粉末や液体のかつおだしと天然の合わせだしの比較実験（龍谷大学山崎英恵准教授〈当時〉ら）では、いずれもポジティブな気分になりましたが、副交感神経の活動が上昇したのは、天然素材のだしのみでした。

コンブだし

ネバネバ成分の食物繊維が抗がん作用や抗アレルギー作用

コンブを水に浸けたコンブ水が、脂肪の吸収を抑え、ダイエット効果があることが知られています。また、高血圧予防、美肌効果、便秘予防なども報告されています。これらは、コンブを水に浸すと溶け出てくるネバネバした成分、フコイダンとアルギン酸という水溶性の食物繊維の作用でさまざまな健康効果が動物実験などで報告されています（表❷）。とくに汚染物質が多い現代、有害物質を排せつする働きは大切です。

これらは主に、コンブそのものを食べた場合の効果なので、できるだけ捨てずに食べるようにしたいものです。

なお、ヨウ素が多いので、甲状腺異常や妊娠中の人は、控えめに。

表❷ コンブの健康効果
便秘予防、有害物質排せつ、
ミネラル補給

■**フコイダン**
1 血液凝固を防ぐ作用
心筋梗塞や脳血管障害に有効
2 がん細胞の自滅を誘導
乳がんにも有効
3 ヒスタミンを抑制
抗アレルギー作用
4 血清脂質、血糖値
血圧などの改善作用
5 ピロリ菌定着を阻害
胃潰瘍などを予防
6 肌の保湿力アップ
老化予防の美容効果
7 育毛作用
8 抗ウイルス作用

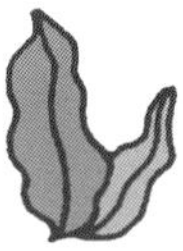

■**アルギン酸**
放射能のストロンチウム除去作用など

（資料：本誌2014年1月号コンブ特集・元東海大学山田信夫教授の報告）

煮干しだし

丸ごと食べてカルシウム補給 骨や歯を丈夫に

煮干しはカルシウムが豊富ですが、だしにはわずかしか溶け出さないため、ぜひ内臓を除いていっしょに食べたいものです。

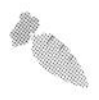

コラム

だしがらを捨てない工夫

たんぱく質やミネラル豊富なだしがらを捨てるのは、もったいない！ いちばん簡単な利用方法は、みそ汁の場合、煮干しや削り節を具として食べることですが、次のような利用方法もおすすめです。

・**削り節**は細かく刻んでしょうゆをかけ、容器に入れて冷蔵庫保存。お浸しやご飯に混ぜる、湯豆腐の薬味、炒め物に使うなど。
・**コンブ**　細切りにしてショウガの千切りと炊き込みご飯に。小さめに切って、煮物に入れたり、漬物に入れる。
・**煮干し**は煮物に入れる、しょうゆとみりんで油炒めに。

ミニ情報 **認知機能の改善**
かつおだしに含まれるアミノ酸の一種ヒスチジンが、脳内ヒスタミン神経系の活動を活発化させることによって、脳の認知機能が改善される、という動物実験の報告もあります。

手軽で長続きするだしのとり方
本物の味は香りとうま味がピカイチ

指導：女子栄養大学非常勤講師・管理栄養士　張替泰子

和風だしには、さまざまな種類があります。

料亭などではコンブとかつお節を大量に使いますが、家庭では経済的にも負担が大きいかもしれません。そこで、汁物の具材からのうま味も活用して、「だし生活」が長続きするコツを紹介します。

コンブ　うま味はトップクラス

コンブは、グルタミン酸の量が多く、ほかのだしと合わせると、うま味が飛躍的に増加します。水出しのだしをつくって常備しておくと「だし生活」が豊かになります。

コンブの種類と特徴

一口にコンブといっても、種類によって図❶のように、グルタミン酸の量が違ううえ、価格にも開きがあります。だしをとるならば、真コンブがお勧めです。

**図❶ 真コンブがダントツ多い
コンブのグルタミン酸量（mg/100g）**

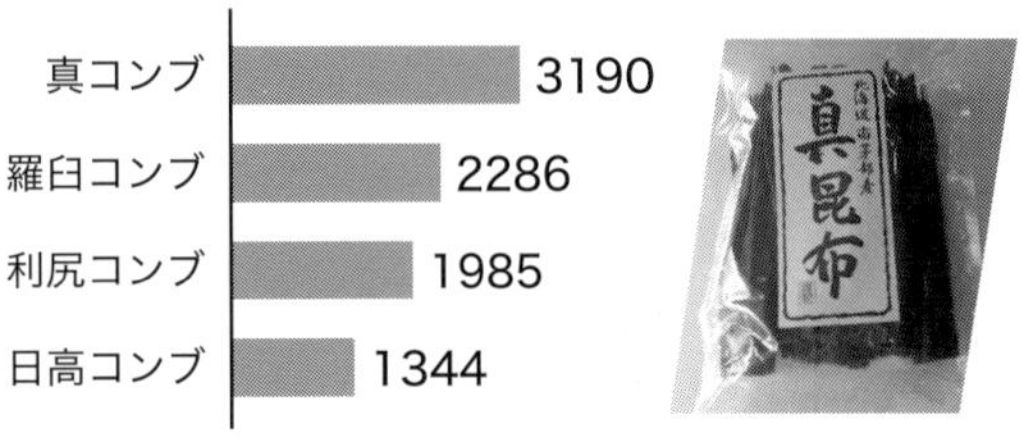

（出典：うま味インフォメーションセンターHP）

手軽で超簡単＆おいしい！ ポットにコンブを入れれば出来上がり

コンブだしでいちばん簡単な方法は、コンブを1時間半以上、水に浸けて冷蔵庫に入れておく方法です。この方法でグルタミン酸は、ほぼ出終わり、24時間後でも、60度に温度を上げても増えないからです（龍谷大学の伏木亨教授の実験）。

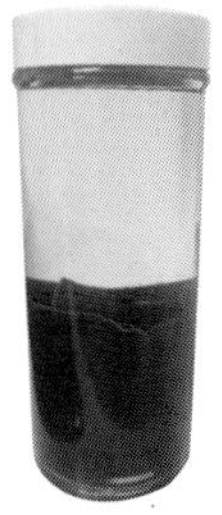

水はできるだけ冷水（15度以下）で。ぬるま湯では雑味が出やすいため、避けます。水だしコンブ水を冷蔵庫に常備しておくと便利です。

急ぐときは弱火で沸騰直前まで加熱

水に浸けたコンブを火にかけるときは弱火で。コンブの量が多い場合、60度でコンブを引き上げる手法があります。家庭では少量でも沸騰直前まで加熱することで、短時間で濃いうま味を出すことができます。

●注意！コンブには切れ目を入れない
コンブは表面からうま味成分が溶け出します。切れ目を入れると、ぬめりが出やすくなります。

かつお節　香りいちばん花かつお

花びらのように薄く削った花かつおが、だしに最適。香りが大切なので、小分けして密閉し、冷蔵庫か冷凍庫に。厚削りは煮出して、そばつゆなどに。

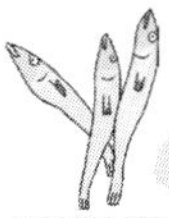

煮干し コクのあるうま味

深いうま味があるので、みそ汁にピッタリ。煮物などにも。カタクチイワシのほか、アジやトビウオ（アゴ）の煮干しもあります。香川県伊吹島付近でとれるカタクチイワシの煮干しは、うどんだしにも使用されます。上品で臭みがなくうま味の強いだしがとれるのが特長です。

煮干しの内臓には有害物質や苦みがあるので、内臓と頭を取って、水に浸けてから使います。数時間水に浸けておくのがベストです（真夏は冷蔵庫へ）。水に30分浸けて5分煮出す方法や、水から入れて15分煮出す方法もあります。

抜群においしい 合わせだしのつくり方

削り節とコンブのだし

削り節とコンブのだしを合わせると、うま味が7～8倍に強くなります。煮干しとコンブも同じようにうま味がアップします。

材料（澄まし汁の場合）

水……………………1ℓ
コンブ……………10g
かつお削り節……20g

＊みそ汁にうま味や甘味が出る野菜類を具材に入れる場合は、だし素材の量は少なくてよい。

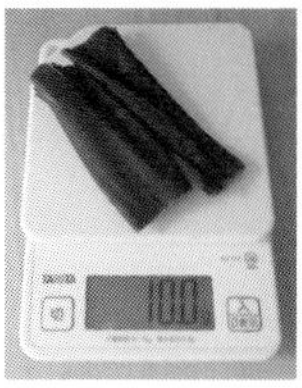

作り方

① コンブは30分程度水に浸ける。急ぐときは最低10分。弱火で7～8分火にかけ、沸騰寸前にコンブを引き上げる。
② 削り節を入れて、１分間静かに煮出して火を止める。３分後、削り節が沈んだら網でこす。グラグラ沸騰させると香りが飛ぶ。

●だしパックは天然素材でアミノ酸無添加のものを選ぶ。

煮干しとコンブのだし

煮干しの量は水の2%で、600ml（出来上がり５００㎖）の水に煮干し10g（9本程度・写真）とコンブ5g。

作り方

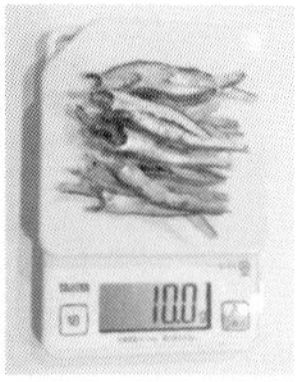

水に浸けておいたコンブと煮干しを弱火にかける。沸騰直前にコンブを引き上げ、５分程度煮出す。

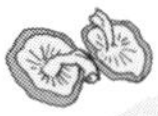

干しシイタケ 香り高い

水で戻すときに、砂糖をひとつまみ入れると早く戻ります。独特の風味が強いので、汁物に入れるときは少量に。

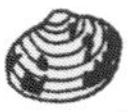

貝類 だしいらずのうま味

アサリやシジミなどは、うま味成分のコハク酸を含み、だしなしでもおいしくできます。

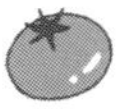

野菜 意外に多いグルタミン酸味

野菜類でも、グルタミン酸が多いものがあります（表❶）。具だくさんにして、味のよいみそを入れたら、だしなしでも十分です。

野菜にはポリフェノールなどの抗酸化作用が強い成分が多く含まれます。

表❶ 野菜類のグルタミン酸の濃度（mg/100g）

トマト	150～250	ハクサイ	40～90
レンコン	100	ジャガイモ	30～100
トウモロコシ	70～110	生シイタケ	70
ソラマメ	60～80	ホンシメジ	140

参考：コンブとかつお節の合わせだし100mg/100g
出典：うま味インフォメーションセンターHP

おいしすぎてやめられない！幸せの香り漂うだし生活

だし愛好家／ライター　梅津有希子

顆粒だしやだしパックしか使っていなかった私が、かつお節やコンブ、煮干しなどでだしをとる「だし生活」を始めて、8年ほどになります。

だしをとるたびに立ちのぼる、何ともいえないかぐわしい香り。部屋いっぱいに漂うだしの香りは、まさに幸せの香り。だしをとるたびに家族が「いい匂い〜！」と声をあげ、すっかりだしのうま味がやみつきになりました。みそ汁もおでんも鍋もだしをとって作ると、とにかく格段においしくなるのです。

面倒だっただしとりがコーヒードリッパーで解決

「だしをとるのは面倒だし、難しい」と思っていた私。でも、自分でだしをとることに憧れがあり、基本を知るため、いくつかのだし教室に参加してみました。ところが、人によってだしのとり方や、だし素材の分量が違うことに気づくのです。

「だしのとり方に正解はない。だしは自由でいいんだ！」。肩の力が抜け、そこから「挫折しないだしのとり方」を徹底的に研究しました。

「布巾を敷いたざるで漉《こ》す」という作業が面倒すぎたため、かつおだしはコーヒードリッパーにたどり着きました。フィルターにかつお節を入れ、コーヒーのように熱湯を回しかけるだけ。少量のだしもとれて手軽なので、1人分の汁ものや離乳食にも便利です。

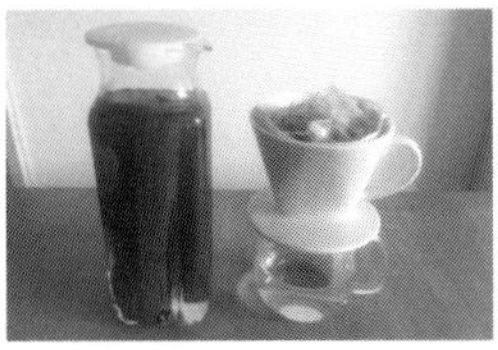

だしのうま味を生かしたい料理はぐっとシンプルに

コンブだしは麦茶ポットにコンブを入れて、冷蔵庫にひと晩置くだけ。料理を作るためにわざわざだしをとるのは面倒ですが、冷蔵庫にいつもあれば、気軽に何にでも使えます。

本物のだしがもつ、すばらしいうま味を無駄にしたくないので、日々の料理はぐっとシンプルになりました。使う調味料は、だしによく合うしょうゆや塩などの基本調味料ばかりに。和食だけではなく、コーンスープにコンブだしを使ったり、自由にだし生活を楽しんでいます。意外な組み合わせも、家族に大好評です。

だしは「体にいい」「減塩になる」などの健康効果の前に、何よりも「おいしい！」。だから無理なく、楽しく、続けられています。こんなにおいしくて楽しい、だし生活。もっとたくさんの人に広まるといいなと思います。

Profile
梅津有希子（うめつ ゆきこ）：だし愛好家／ライター。北海道出身。だしをとるハードルを下げるべく、コーヒードリッパーでとるかつおだしなど、簡単で挫折しないだしのとり方を提案。著書に『だし生活、はじめました。』（祥伝社黄金文庫）など。

化学調味料入りのだし 遺伝子組み換え問題と味覚への影響

科学ジャーナリスト 天笠啓祐

グルタミン酸ナトリウムは遺伝子組み換え技術で製造

顆粒だしなどのだしの素をはじめ、じつに多くの加工食品で、「調味料（アミノ酸等）」という表示を見かけます。これは「味の素」などの調味料を示す表示です。ここでいうアミノ酸は、グルタミン酸ナトリウムを示します。

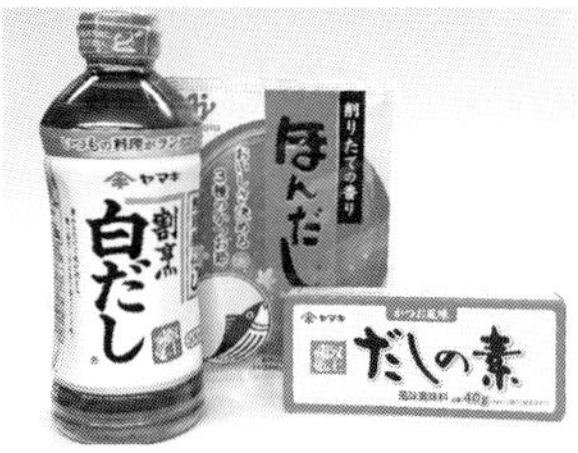

このグルタミン酸は発酵で作られており、発酵のための細菌は製造効率を高めるために、遺伝子組み換え技術で改造しています。現在、中国などの海外で作られていますが、日本政府は遺伝子組み換えである事実を認めていません。遺伝子組み換え食品添加物は、安全性評価が必要ですが、現在は安全性が確認されないまま使用されているのです。

また、調味料（アミノ酸等）の「等」とは、イノシン酸やグアニル酸といった核酸です。イノシン酸はかつお節のうま味成分で、グアニル酸はシイタケのうま味成分ですが、実際のかつお節やシイタケは使われておらず、やはり遺伝子組み換えで製造されており、これも安全性が確認されていません。

遺伝子組み換え食品添加物でもっとも懸念されているのが、細菌由来の不純物の混入です。細菌を利用する以上、不純物は必ず生じますが、それが発がん性などの有害性をもたらす危険性があります。

もともとこの「調味料（アミノ酸等）」は、大量摂取すると頭痛などの神経毒性症状を引き起こす、中華料理店症候群の原因物質として以前から知られていますが、さらに高温で加熱すると、発がん物質が生じます。動物実験で肝臓がん、大腸がん、脳腫瘍などが確認されています。

味覚障害を起こす恐れ 子どもの味覚鈍化の懸念

問題はそれだけではありません。これが用いられたせんべいと、無添加のものを食べ比べてみると、添加物の味の強烈さに驚かされます。それほど味を強くしてしまうのです。

この味に慣れてしまうと、本来の味、本物の味がわからなくなってしまいます。とくに味蕾《みらい》＊が発展途上にある子どもたちには、小さいときから天然素材の自然なだしの味を基本にして、「調味料（アミノ酸等）」の使われていないものを食べさせたいものです。

＊舌にある味覚の感覚器

Profile
天笠啓祐（あまがさ けいすけ）：遺伝子組み換え食品いらない！キャンペーン代表、日本消費者連盟顧問。著書『ゲノム操作・遺伝子組み換え食品入門』（緑風出版）、『子どもに食べさせたくない食品添加物』（芽ばえ社）など。

子どもが不調かなと思ったら だしを天然に替えてみる

葉子クリニック院長 内山葉子

化学調味料を除去すると行動障害や過活動が改善

近年、障害をもつ子どもが増えています。こうしたなかで、食事を見直し、化学調味料（グルタミン酸ナトリウム）入りのだしをやめて煮干しやコンブなどの天然だしを使い、和食を多くする指導をしたら、パニック発作、過活動、行動障害の改善がみられたという報告が多数あります。

これは、私と連携して発達障害の子どもたちの相談にのり、食事指導をしている、子どもの心と健康を守る会代表の国光《くにみつ》美佳《みか》さんの経験です。

グルタミン酸ナトリウムを摂取すると、次の二つの作用が生じます。

一つは、グルタミン酸ナトリウムは、たんぱく質やほかのアミノ酸と結合していないため、すばやく血中に取り込まれます。とくに脳に炎症がある場合は、脳内に移行しやすくなり、脳にダメージを与えます。

二つめは、グルタミン酸は会話能力に欠かせないＧＡＢＡ（ギャバ）という神経伝達物質に変わる物質です。それが化学調味料として、一度に大量に摂取されると、かえってＧＡＢＡの量が減少して、会話能力が低下します。

つまり、化学調味料の摂取が減ったことで、これらの症状が改善したと考えられます。私も実際の診療の場で、改善例をよく経験しています。とくに、煮干しやコンブをふりかけなどにして、ミネラル補給を工夫しているのがポイントです。

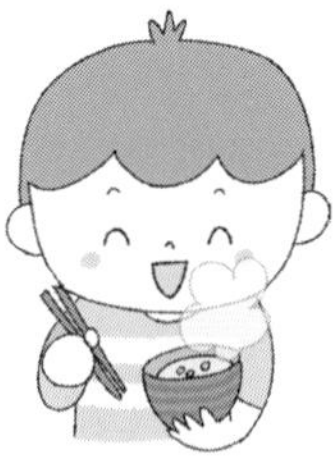

どの物質に過敏に反応するかは人それぞれなので、一概に改善するとはいえませんが、不調を訴える子どもには天然だしに替える方法を試してみるのもよいかもしれません。

コラム

「だしまじめ」でアトピーが改善

食物アレルギーによるアトピー性皮膚炎も、インスタントだしが関係している場合があります。皮膚科医の松田三千雄氏は化学調味料を含むインスタントだしの素や調味料などをやめて、天然ものからまじめにとる〝だしまじめ〟を提唱しています。

そのうえで、卵や牛乳などを除去すると、1週間くらいで原因食物に反応しなくなり、食べられるようになる患者さんがいると報告しています。

Profile
内山葉子（うちやま ようこ）：医学博士、総合内科専門医。北九州市で葉子クリニックを開設。全人的な医療に基づき、自然療法や漢方、補完・代替医療と西洋医学、心のケアなどを統合的におこない、難治性疾患の治療にあたっている。近著に『発達障害にクスリはいらない』（共著・アキノ出版社）。

特集2

原発事故から10年

いまなお未解決―帰還・汚染水・山の食材

2011年の原発事故から10年。
農産物のセシウムはほとんど検出されなくなりましたが、
きのこや山菜、タケノコ、川魚、野生動物など食材の一部は、
現在でも警戒を要する汚染レベルにあります。
また、満杯に近づく原発周辺のトリチウム汚染水貯蓄タンク問題も深刻です。
この汚染水には「炭素14」という非常に危険な放射性物質が
高濃度で含まれていることが、昨年明らかにされたばかりです。
廃炉、住民の健康、汚染水処理、除染困難な山林への対処など
多くの課題がいまもなお解決されていません。
あまり報道されなくなった原発事故後の問題と福島の現状をお伝えします。

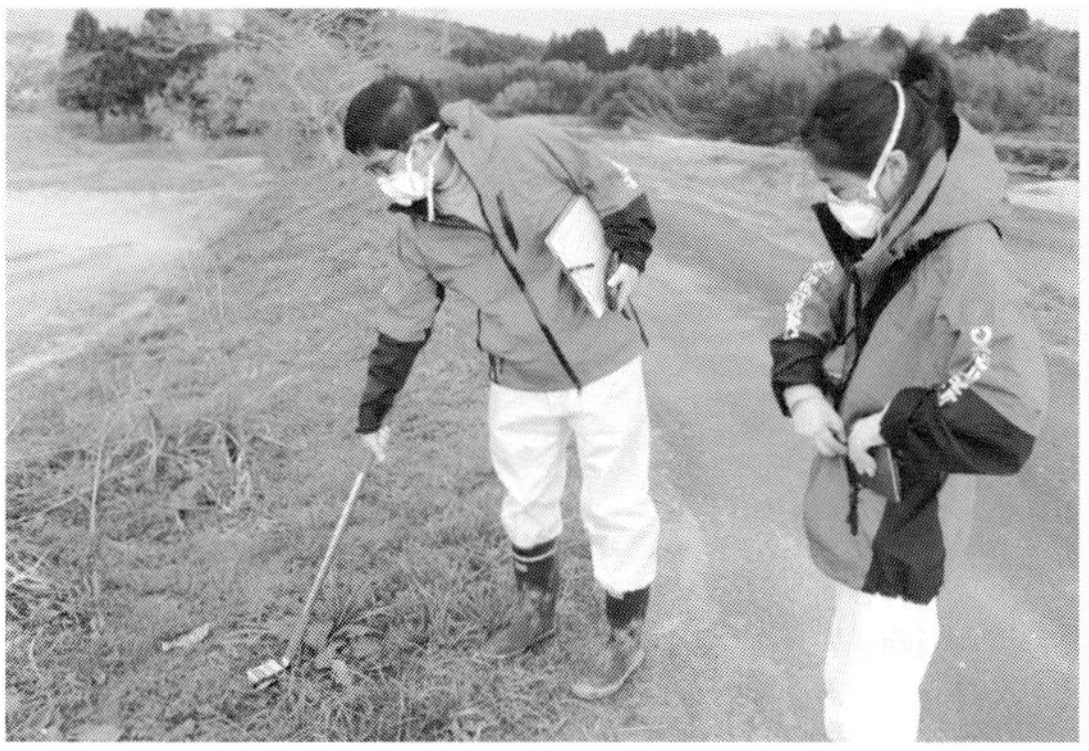

河川敷の放射線濃度を調べるグリーンピースの調査チーム 2020年11月20日福島県浪江町／提供:グリーンピース

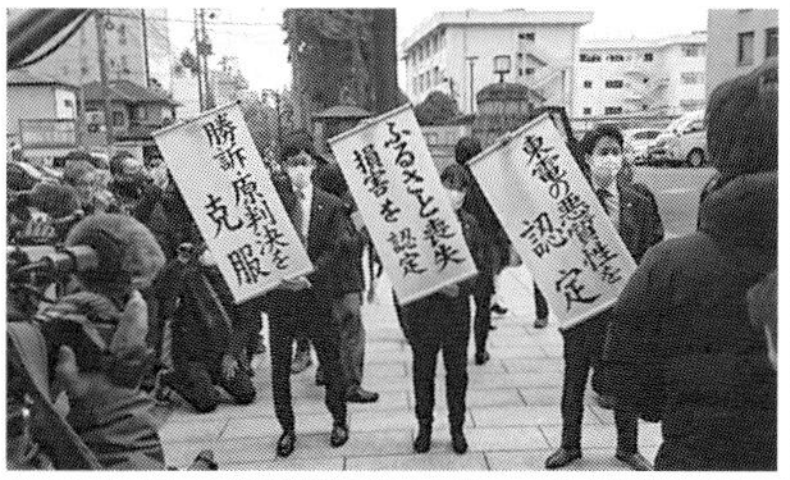

20年3月12日の仙台高裁勝利判決
次の闘いへ／協力:相双の会

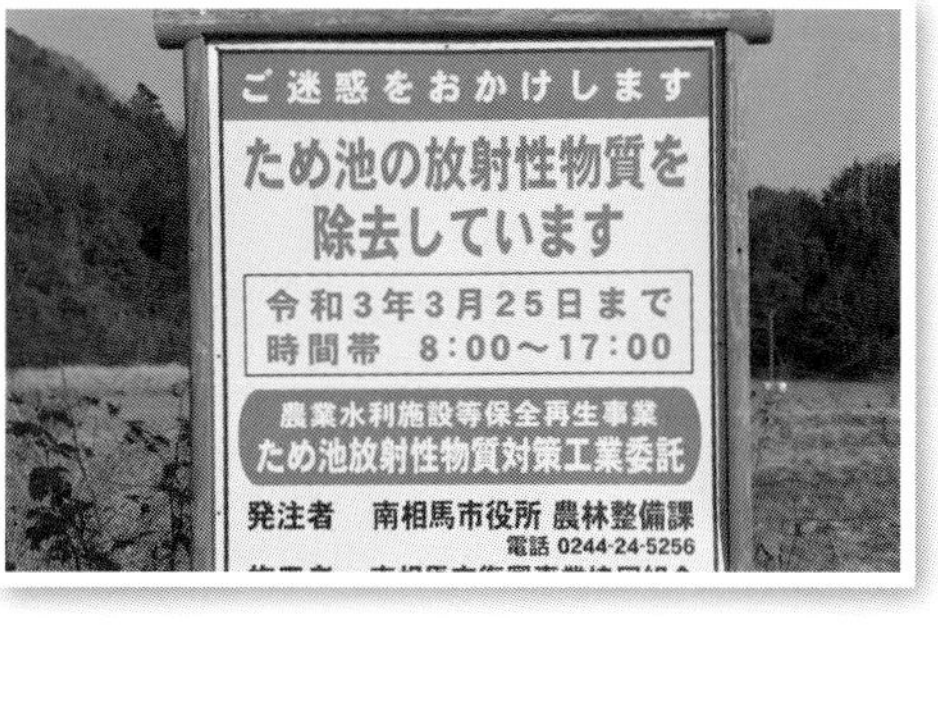

ため池には今も高濃度の放射性物質が
南相馬小高区／協力:相双の会

担当：岡本昭子、古山成江、松永眞理子、矢吹紀人

20ミリシーベルトでは帰れない
住民の声無視し支援打ち切り

国際環境NGO FoE Japan事務局長　満田夏花

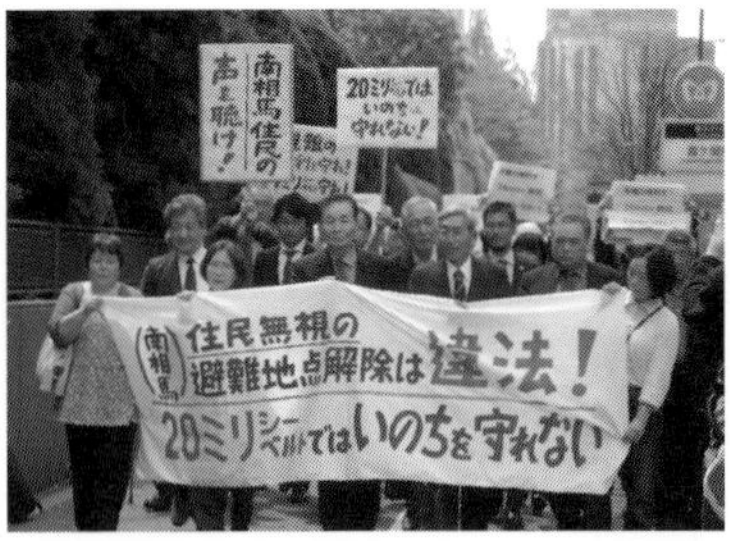

年20ミリシーベルト基準による避難指示解除は違法と、国を訴えた南相馬の住民たち

原発事故後、政府は年間被ばく線量20ミリシーベルトを基準にして、避難指示区域を設定しました。

しかし、この基準は、公衆の被ばく限度を年間1ミリシーベルトとした国際勧告の20倍、また原子力施設、医療施設や研究所などの「放射線管理区域」（年間約5ミリシーベルト）を大きく上回ったため、市民から強い批判の声が上がりました。

その後、政府は避難指示解除の要件（年間線量20ミリシーベルト以下、インフラの復旧、住民との十分な協議）を満たしたとして、2014年以降、避難指示区域を次つぎと解除していきました。

しかし、14年12月21日の南相馬での住民向け説明会では、「家の中でも空間線量率は非常に高い。こんな環境に子どもを帰せない」「いくら除染しても、農地や山林から放射性物質が来る」など、住民の反対が相次いだのです。そうした声は無視され、協議が十分おこなわれたとは到底いえません。そして政府は解除後、支援も賠償も打ち切りました。

南相馬市の住民808名は、これを違法として国を相手取り訴訟を続けています。

解除後続く家の取り壊し　跡形もなくなるふるさと

17年4月1日に避難指示が解除された富岡町の場合、避難指示を解除してから4年近く経過した20年12月、解除地域の居住率は13%に過ぎません。これには転入者も含まれているので、実際の帰還率はその半分程度。高齢者がぽつぽつと住み、あとは作業員や東電・関連企業の関係者が暮らしているような状況です。

「近所では次つぎに家が取り壊されています。もともとのコミュニティの形は跡形もありません。これが本当に〝復興〟なのでしょうか」と、富岡町に帰還した91歳の男性は語ってくれました。

「山菜、きのこ、川魚、イノシシ…。四季折々の自然の恵みをみんなで分かち合って楽しむ喜びがなくなってしまいました」。南相馬20ミリ撤回訴訟の原告団長、菅野秀一さんはこう語ります。

住民の意向を反映せず、どんどん避難指示解除を進めても、事故前のふるさとの形は戻ってきていません。いっぽうで、避難者への支援は相次いで打ち切られているのです。

こうしたなか、原発事故から10年が経とうとしています。

環境保護団体グリーンピースの報告書から

放射性物質が残る 汚染水の放出やめて技術開発を

現在の欠陥除去装置では処理できない放射性物質

現在、国と東京電力は、福島第一原発事故による汚染水を海洋放出する準備を進めています。これに対し、グリーンピースは、２０２０年10月、「原発周辺の汚染水には、ストロンチウム90、炭素14などの放射性物質が含まれて危険」とする調査報告書を公表し、海洋放出を批判しています。

グリーンピースは18年にも、東京電力が14年から汚染水処理に使用している多核種除去設備（ＡＬＰＳ）には欠陥があり、処理できない放射性物質が残ると指摘しています。

今回の報告書は、ＡＬＰＳの欠陥により、処理済みの汚染水の72％に再処理が必要なうえ、今後推定80万トン以上の汚染水を処理する必要があると紹介しています。

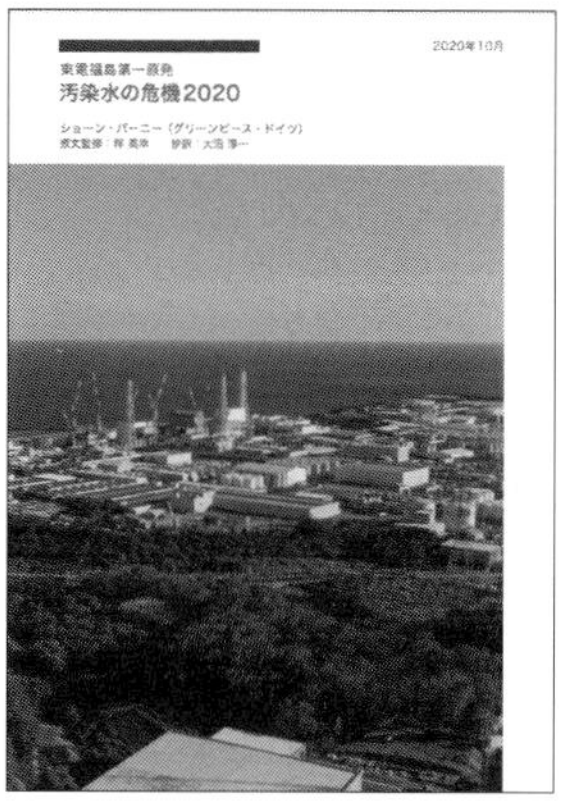

グリーンピースが発表した報告書『東電福島第一原発　汚染水の危機2020』

炭素14の重大な危険性 陸上保管と技術開発が必要

タンク内の汚染水には、ＡＬＰＳで取り除けない危険なトリチウムや、取り除けずに残ったストロンチウム90などに加えて、これまで注目されていなかった「炭素14」が含まれていることを、東京電力も20年8月に認めているといいます。

炭素14は、半減期が５７３０年と長く、全世界の人びとを何世代も被ばくさせ、自然界の複雑な炭素サイクルに固体、液体、気体の状態で組み込まれるため、さまざまな濃度で取り込まれるおそれがあると警告。「炭素14は人間の細胞ＤＮＡを損傷する可能性がある」としています。

また、東京電力と政府は、炭素14の問題に気が付くまでに「なぜこれほど長い年月を要したのか説明していない」と指摘しています。

福島第一原発の敷地内に流入する地下水は、19年の平均日量で１８０㎥＊でした。炉心溶融物が流入し続ける地下水侵入を防止できなければ、30年までに50万～１００万㎥追加されると推定されています。

報告書は、「福島県内の市町村議会、漁業組合、市民などは、汚染水の環境中へのいかなる放出にも強く反対し続けている」として海洋放出方針に反対しており、陸上保管と、放射性物質除去技術の開発を強く求めています。（家庭栄養研究会編集委員会まとめ）

＊25m8コースのプールが約3日でいっぱいになる量。

ほぼ心配ない福島の農産物
ネット販売の山菜・きのこは要注意

東京新聞編集委員（原発担当）　山川剛史

東京電力福島第一原発事故から10年。放射能汚染に見舞われた福島・浜通りでは、徐々に米などの作付けや酪農、漁業などが再開されてきました。自ら放射能の測定を続けてきた経験もあり、わが家では、米は楢《なら》葉町《はまち》産、ブルーベリーは飯舘村《いいたてむら》産をジャムにして、常食しています。

野生の山菜・きのこ・シカなど 福島と近県でも出荷規制

農地では、除染によって汚染が低減され、定期的にカリウムを散布して、放射能の移行を防ぐ努力が懸命に続けられています。そこでとれる作物に心配はいりません。

しかし、山菜やきのこなど野のものは、様相がまったく異なります。タラの芽やシドキ（モミジガサ）など、何万ベクレルもある汚染土で生育していても、食品基準（１キロ当たり１００ベクレル）の数分の１といった山菜もありますが、ワラビやゼンマイには、しっかり放射性セシウムが移行します。

天ぷらの具材などで珍重されるコシアブラは、現在でも基準値の数倍から１００倍超の値が当たり前です。野生のきのこも同様です。

事故から10年が経ち、山の恵みを口にする人も増えてきたこともあり、私たちは塩漬け＋塩抜き、重曹でのアク抜きなどによる、脱セシウムの効果も確かめました＊。とくに塩漬けは、９割超の脱セシウム効果があることを実証できました。

首都圏でも残る汚染 天然イワナや原木シイタケなど

原発事故の影響を少なからず受けた茨城・栃木・群馬・千葉など首都圏の状況は、どうでしょうか。

国の出荷制限の状況（２０２０年末現在）を表❶にまとめましたが、事故から10年経っても、思いのほか首都圏も含まれており、広範に規制が残っています（実際の規制は市町村や流域などで限定的）。

各県の検査（20年）で、比較的濃度の高いもの（たとえば、栃木県の原木シイタケは最大62ベクレル、群馬県の天然イワナは最大40ベクレル、同タケノコは最大53ベクレル）もありましたが、出荷制限地のもので、市場には出回っていません。大半のものが不検出でした。

要注意なのは、ネット上のフリーマーケットなどで売られている東北産の山菜（コシアブラ）や野生きのこ（コウタケ）です。獨協医科大学木村真三准教授らの測定で、食品

＊東京新聞「原発のない国へ」ホームページの「測定報道」をぜひご覧ください
https://genpatsu.tokyo-np.co.jp/page/detail/1532

基準の数倍から百数十倍の放射能が続々と検出されました。未検査で出品者が匿名という問題もありました。

データを見る限り、私たちが市場から手にする農林水産品は、食品基準を十分満たしているといえます。

表❶ 出荷制限・自粛の地域が残る県（福島県以外）

原木シイタケ	岩手、宮城、茨城、栃木、千葉
タケノコ	岩手、宮城、茨城、栃木、群馬
コシアブラ（山梨）	岩手、宮城、茨城、栃木、群馬 長野、新潟
野生きのこ	青森、岩手、宮城、茨城、栃木 群馬、埼玉、山梨、長野、静岡
イノシシやシカなど	岩手、宮城、山形、茨城、栃木 群馬、千葉、新潟、長野
天然イワナなど	岩手、宮城、群馬
天然ウナギなど	茨城、千葉

※規制は一部地域に限られています。

出典：厚生労働省HPより

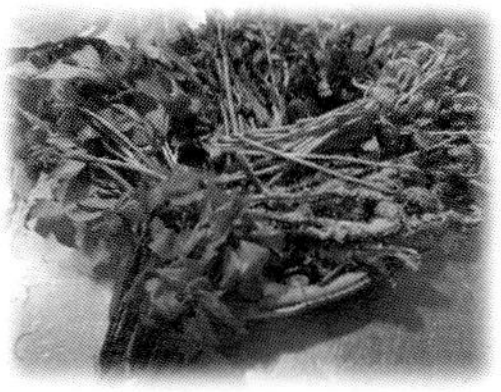

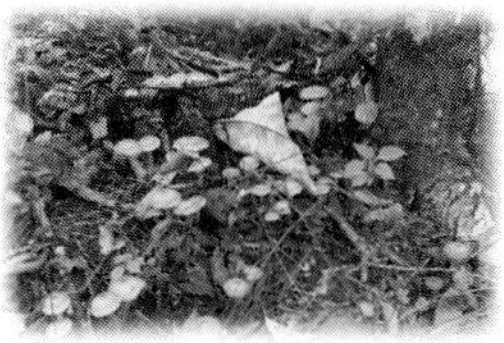

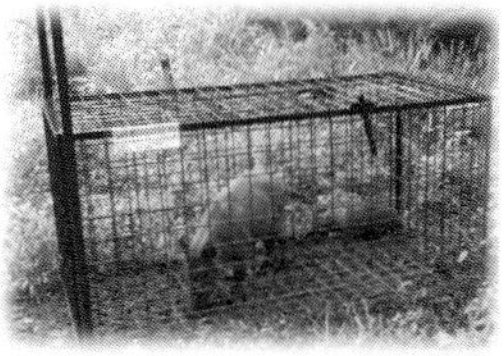

コラム

福島の有機農家10年のあゆみ
子や孫に残せる世界に向かって

「えすぺり」経営・有機農家 **大河原多津子**

阿武隈山地のふもと福島県田村市で、夫が有機農業を始めて今年で37年。長い年月をかけ土づくりをしてきました。苦労してできた作物もなかなか売れず、理解ある友人たちの紹介で販路を広げ、「大河原さんの野菜でなければ」という人たちも増えてきました。そんなとき、原発事故が起こりました。

2011年4月7日、環境NGOグリーンピースのメンバーが検査したわが家のホウレンソウは、3215ベクレル、コマツナは3万5600ベクレルで、私たちが受けたショックは大変なものでした。

その後、田には配布されたゼオライトを混ぜたり、地表から10㎝〜15㎝ぐらいのところを反転させたりしました。11年7月、放射能市民測定所で、ジャガイモ・タマネギ・トマトを測定したところ、トマトは12ベクレルありました。

その数値を知らせると、お客様は去っていきました。悩んだ末、農作物すべてに測定したセシウム値を表示。わが家の野菜を理解し、食べてくれる人たちを探すことにしました。

月に1度、わが家と仲間の野菜とパンを届ける「月壱くらぶ」の会員を募り、13年には三春町に、有機農産物などの販売とカフェやコミュニティスペースのある「えすぺり（エスペラント語で「希望する」）」を建設しました。現在作物はほとんど問題なく会員も増え、えすぺりは、地域をつなぐ場になっています。

事故前に戻ることはできませんが、子どもや孫に安心して残せる世界を、少しでも同じ思いのある人たちとつながって実現したいと、応援者を募り、えすぺりに自然エネルギーを導入することができました。私たちは、この地域をもっとすてきに変えていくつもりです。

「月壱くらぶ」の会員募集中。申し込み先は「えすぺり」
TEL 0247-73-8075　FAX 0247-73-8063

すてきな日本の味 第46回

食感が魅力的な能登産 天然ワカメの「グリッシーニ」

ノンフィクション作家 島村菜津

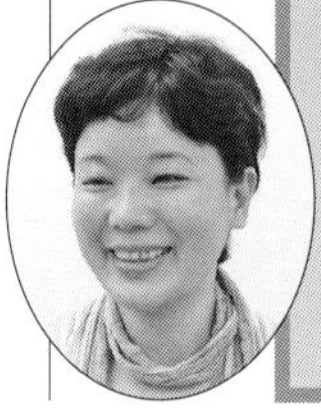

前回、紹介した「鳥居醤油店」がある能登半島の七尾市の一本杉通りにもう一軒、魅力的な老舗がある。90年の歴史を誇る堂々たる店構えの海藻専門店「しら井」だ。

その漆喰《しっくい》の重厚な店内は、さながら日本の海藻食文化を知るためのミニ博物館。女将の白井洋子さんとご主人が輪島の沖、20㎞に浮かぶ七ツ島の海女たちが採った天然ワカメの価値を伝えようと、何年もかけて開発したのが「茎わかめのグリッシーニ」である。

グリッシーニとは、イタリア料理店などで最初の皿が運ばれるまでの間、小腹も減るのでポリポリといただきながら待つスティック状のパンのこと。これにあやかった命名だが、小麦粉などは使わず、茎ワカメを乾燥させたものだ。何よりもその食感が魅力的で、パリッ、サクッと仕上がっている。

ワカメやコンブが体に良いことは十分承知していても、たとえば入れ歯だったり、差し歯でそしゃく力に少し自信がもてなくなると、どうも手が伸びないのがワカメの茎やメカブといった硬い部分だ。

昨年2月に訪れたときは、まだグリッシーニの包装のデザインを考案中だった。その後、天然ワカメの三つの部位をスナックにして詰めた「能登の食べる海藻図鑑」も完成した。

オーソドックスな葉と茎の部分、そしてメカブ。ワカメの根元部分にはフコイダンとかアルギン酸とか、ダイエット効果まであるといわれているが、何しろネバネバが強く、ご飯のお供にするのは難しかった。これが食べやすいスナックになっている。

古代からの健康食 水産資源をおいしく守る

さて、店の2階は小さな「海の森ギャラリー」になっていて、一週間前に予約すれば、団体8人以上なら白井さんの海の森についての紙芝居を見たあと、海藻おしば（押し花の海藻版。植物標本の一種）体験もできる。

温暖化問題の一つのカギは、この海の森をいかに守るかだといわれる。それは魚の産卵地でもある藻場を守ることで、和食の柱である水産資源を枯渇させないための大切な視点でもある。

ミネラルやポリフェノール、食物繊維もたくさん含まれた海藻は、古代から受け継がれた健康的な和食の主力食材の一つでもある。けれども私たちは、ワカメの全体像さえよく知らない。白井さんは能登半島の店から、そのことをおいしく発信し続けている。

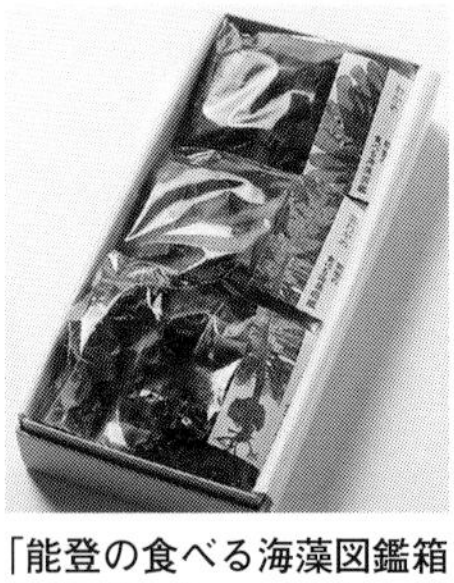

「能登の食べる海藻図鑑箱入」。葉、茎、メカブの3種類入り。ギフト用におすすめ。 1400円（税込）

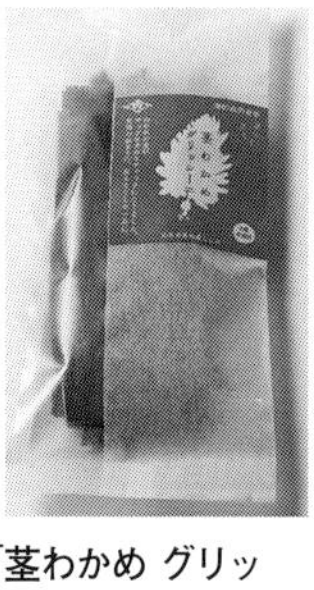

「茎わかめ グリッシーニ」 430円（税込）

昆布・海産物處　しら井
石川県七尾市一本杉町百番地
TEL　0767-53-0589
FAX　0767-53-3899
https://konbuya-shirai.com

Profile
島村菜津（しまむら なつ）：ノンフィクション作家、福岡県出身、東京藝術大学卒。著作に、グローバル化に抗うイタリアの町々を描く『スローシティ』（光文社新書）や新得・共働学舎を描く『生きる場所のつくりかた』（家の光協会）など。近著に、共著『ジョージアのクヴェヴリワインと食文化』（誠文堂新光社）

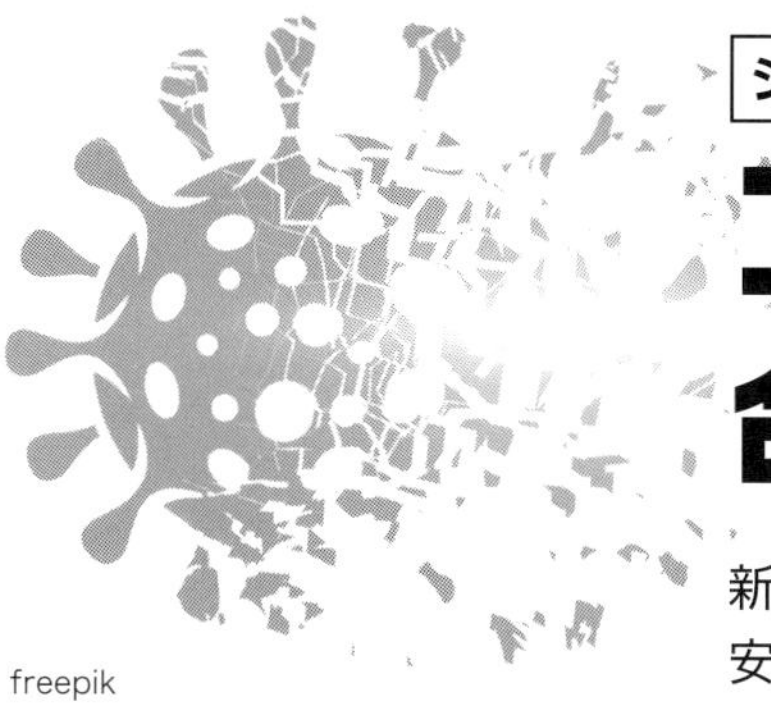

freepik

シリーズ

コロナ危機から命を守る〈8〉

新型コロナウイルスの感染拡大により社会情勢が日々変化するなか、
安心・安全な生活につながる情報をお届けしていきます。

新型コロナウイルス予防

茶葉からいれた「紅茶」は感染力99・975％不活化

奈良県立医科大学　矢野寿一教授の研究から

2020年11月25日、奈良県立医科大学（微生物感染症学講座　矢野寿一教授）は、お茶には新型コロナウイルスを不活化させる効果があると発表しました。

実験では、試験管の中で新型コロナウイルスの液と市販のお茶を混ぜ、一定時間が経過した後に感染価（ウイルスを感染させる力）がどれだけ残るかを調べました。

ペットボトル入りの緑茶と茶葉から煮出した紅茶、県特産の大和茶の3種類を用い、常温で1分、10分および30分後に効果を測定しました。

その結果、紅茶ではウイルスの液と混ぜた1分後から、大きな効果（99％減）が表れ、その後30分で99・975％まで減少し、高い不活化を示しました。3種類すべてで不活化がみられたいっぽう、効果には差がありました。

また、同じ紅茶でもペットボトル入りは効果が低く、茶葉からいれた紅茶は、安価なものでも高い不活性化がみられました。

カテキンによる効果さらに検討が必要

矢野教授によると、お茶に含まれる成分カテキンは、インフルエンザウイルスなどの表面にある突起状のたんぱく質に付着し、感染力をなくすことが確認されており、新型コロナでも、同様の効果が推測されるとしています。

なお、今回の研究では、お茶を飲むことによっての感染予防効果の検証は、おこなっていないので、さらに詳しい検討が必要としています。

（家庭栄養研究会編集委員会）

お茶の製品別新型コロナウイルス不活性効果の比較

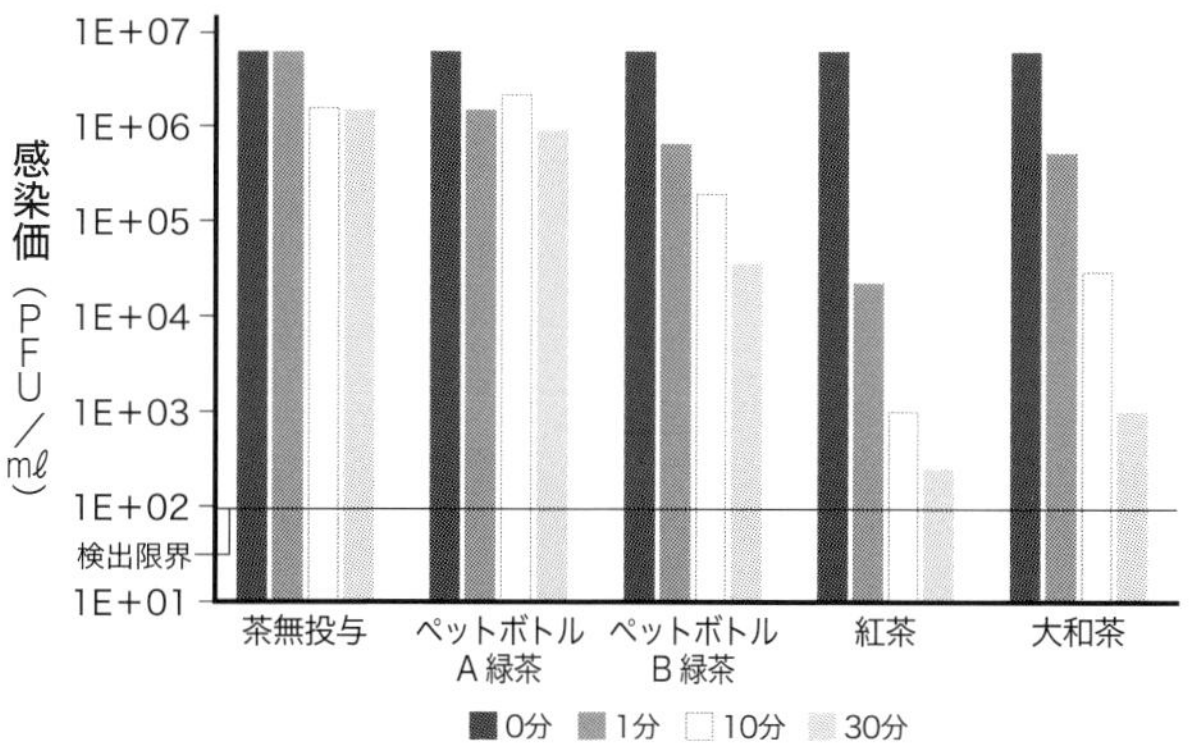

（矢野寿一教授作成）

「ビタミンD」不足が新型コロナ重症化の背景に 治療薬としての可能性も

満尾クリニック院長・医学博士　満尾　正氏　に聞く（まとめ：家庭栄養研究会編集委員会）

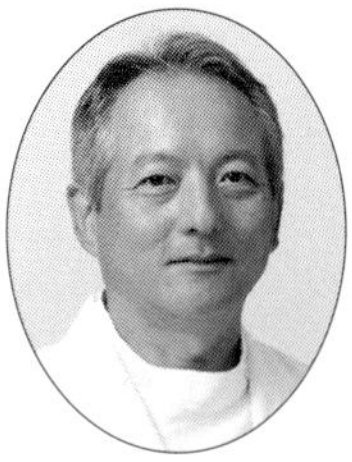

免疫調整作用と感染症リスクの低減

「コロナ重症者は明らかに血中ビタミンD濃度が低い」など、ビタミンDに関する海外の研究報告が相次いでいます。

紫外線によって皮膚で作られるビタミンDは、私たちの免疫力を維持するために欠かせない最高の栄養素です。「ビタミン」という名が付いていますが、その本質はステロイドホルモンの一種です。

通常の栄養素と異なり、細胞膜を簡単に通過し、中枢部である細胞の核に働きかけ、さまざまな細胞の働きを指導する「命令信号」のような役割を担っています。

ビタミンD投与は上気道炎（鼻や喉など上気道に起こる炎症）予防に有益とされており、WHO（世界保健機関）も上気道炎予防にビタミンD摂取を推奨しています。ビタミンDがもつ「免疫調整作用」によって体内で起こる炎症が抑制されるため、感染症のリスクが低減すると考えられます。

サイトカインストームが致死的な病気を起こす

サイトカイン（免疫細胞が出すたんぱく質）のなかでも炎症を引き起こす「炎症性サイトカイン」の血中濃度が高くなると炎症が強まり、さらに炎症が強くなれば正常な細胞・組織が崩壊され、多臓器不全に陥り、命を落とすこともあります。

このような免疫の暴走によって全身の臓器に損傷を与える悪循環を、「サイトカインストーム」と呼びます。

新型コロナウイルス感染症でも、サイトカインストームから急性呼吸窮迫症候群（ARDS＝肺炎や敗血症などで重症の呼吸不全をきたす病気）を合併し、致死的な経過をたどることが報告されています。

現時点では、ビタミンDが新型コロナを予防するという確固たるデータはありません。しかしビタミンDの免疫調整作用が維持されていれば、サイトカインストームによる致死的な合併症を予防する可能性は十分あると考えられます。

重症者は明らかに血中濃度が低い傾向

アイルランドからは、40歳以上の新型コロナにかかった患者33人について、経過を調べた報告が出されています。12人は重症化してARDSとなり、このうち4人が死亡。8人は回復しています。残りの21人は重症化せずに、回復の経過をたどっています。

図❶のように、ARDSを発症したグループとしていない

Profile
満尾 正（みつお ただし）：満尾クリニック院長。1957年横浜生まれ。北海道大学医学部卒業、ハーバード大学外科代謝栄養研究室研究員、救急振興財団東京研修所主任教授を経て日本初のアンチエイジング専門病院「満尾クリニック」を開設。著書『医者が教える「最高の栄養」』（KADOKAWA）他多数。

■図❶　血中ビタミンD濃度とARDSの関係（アイルランド）

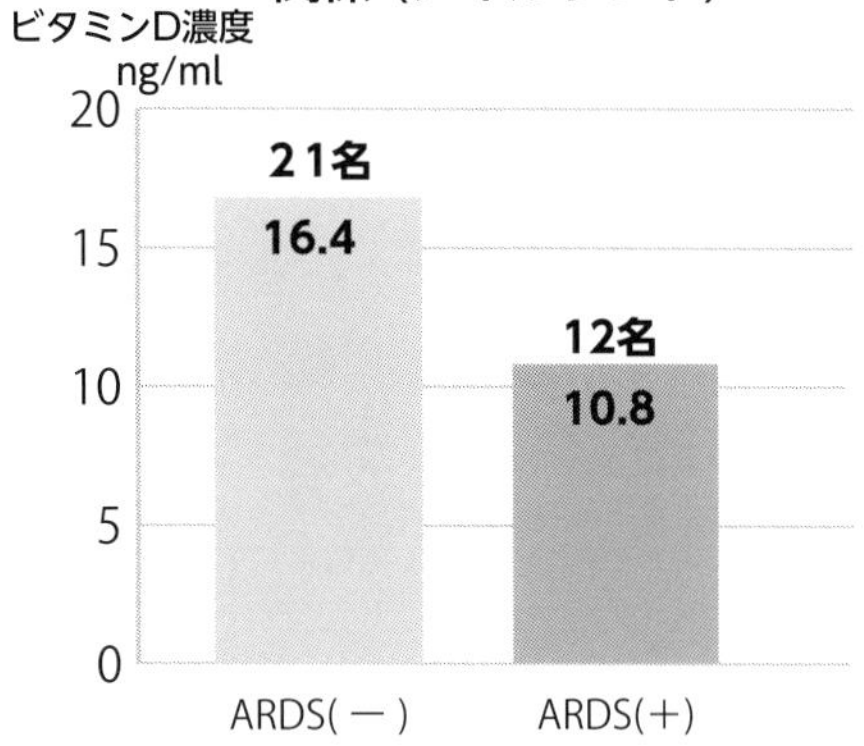

Ir Med J;Vol113;No.5;P84

■図❷　新型コロナ患者のビタミンによる症状の変化（スペイン）

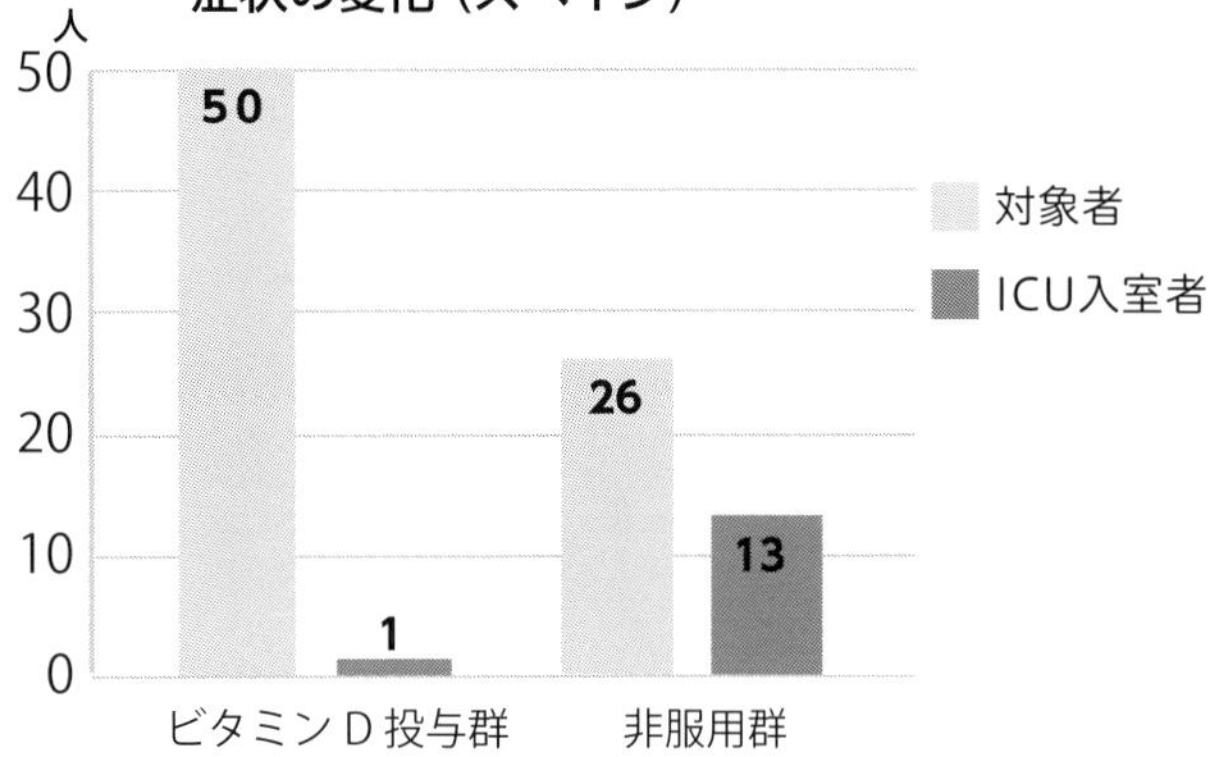

J Steroid Biochem Mol Biol.2020 Aug 29;105751.

グループに分けると、ARDSを合併した12人は明らかに血中ビタミンD濃度が低い傾向が見られます。よく見ると、軽症群（ARDS（－））でも血中ビタミンD濃度は「16・4ng／㎖」と、低いことがわかります。

アイルランドは緯度が高いため紫外線が少なく、血中ビタミンD濃度を維持することが難しいという事情が関係しているかもしれません。この研究から、新型コロナにかかる人は重症度にかかわらず、血中ビタミンD濃度が低い傾向にあることが推察されます。

スペインの研究から死亡も防ぐ可能性を示唆

2020年8月29日には、ビタミンDを治療薬として投与することで新型コロナ感染症の重篤化を防げることが、世界で初めて報告されました。この研究はスペインで、医学研究のなかではもっとも信頼性の高い二重盲検法に基づいておこなわれたものです。

76人の新型コロナ感染患者をビタミンD服用群50人と非服用群26人に分け、病状の変化について調べました。ビタミンD服用群では、ビタミンD製剤を入院日に0・532㎎、3日目と7日目に半量の0・266㎎を服用。その後は週に1回、0・266㎎の服用を続けました。

結果は図❷のように、ビタミンD服用群では50人のうち1人が重症化してICUに入室したのに対し、非服用群では26人中半分の13人がICUに入室。さらに、ビタミンD服用群は1人の死亡者も出なかったのに対し、非服用群では2人が亡くなりました。

この結果は画期的なものです。ビタミンD製剤の服用が新型コロナ感染症の重症化を大幅に防ぐだけでなく、死亡すら防ぐ可能性を示唆しています。

ビタミンD服用群の患者が50人と少ないために、絶対的な結論は導き出せませんが、ビタミンDによる新型コロナ感染症治療の可能性はあると考えても間違いないでしょう。

コラム

ビタミンDを得るための日光浴と食品

●ビタミンDは紫外線によって皮膚で作られるので、日光浴が有効です。肌を直接、日光に当てましょう。

●ビタミンDの多い食品はカワハギ、ニシン、サケ、イワシ、サンマなど＊。

＊ 本誌2020年2月号の特集「新たにわかったビタミンDの実力」をご参照ください。

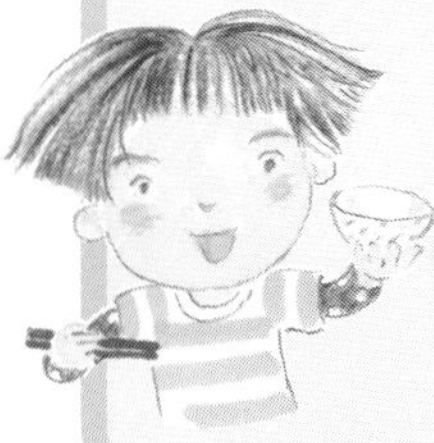

子どもの食事 おかわりちょうだい！

●京都市　風の子保育園

一年の集大成の献立

3月は年長児が卒園を迎えます。その年長児に、保育園で食べた給食のなかでおいしかったものをアンケートし、リクエストメニューとして、献立に入れています。

いなか丼

卵、ちりめんじゃこ、きざみのりの素朴な丼ですが、子どもたちの人気メニューの一つです。ちりめんじゃこのうまみと、のりの香りが食欲をそそります。

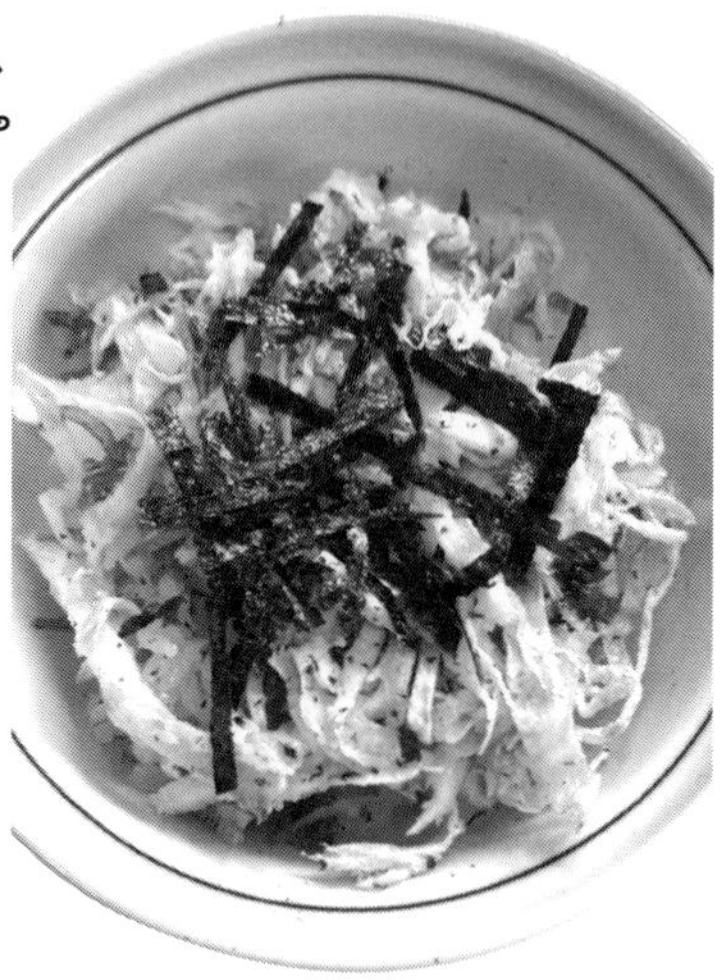

材料

米……………………………150ｇ（1合）
卵……………………………１個（50ｇ）
塩……………………………１ｇ
油……………………………適量
ちりめんじゃこ……………15ｇ
酒……………………………３㎖
しょうゆ……………………1.5㎖
きざみのり…………………1.5ｇ

＊材料はどれも、おとな１人と子ども１人分（または子ども３人分）です。

❶ 炊飯器で米を普通に炊く。

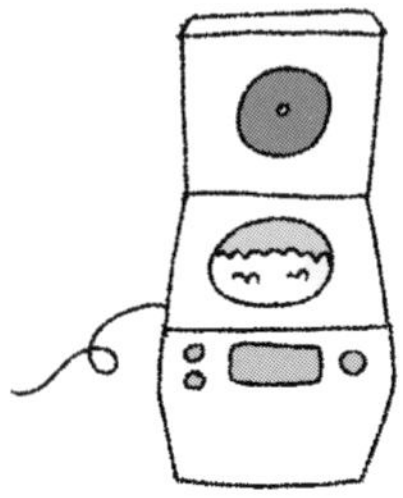

❷ 錦糸卵を作る。ボウルに卵を割り入れ、塩を入れたら、菜箸でよく混ぜる。フライパンに油を入れ、薄焼き卵を作る。粗熱がとれたら細く切る。

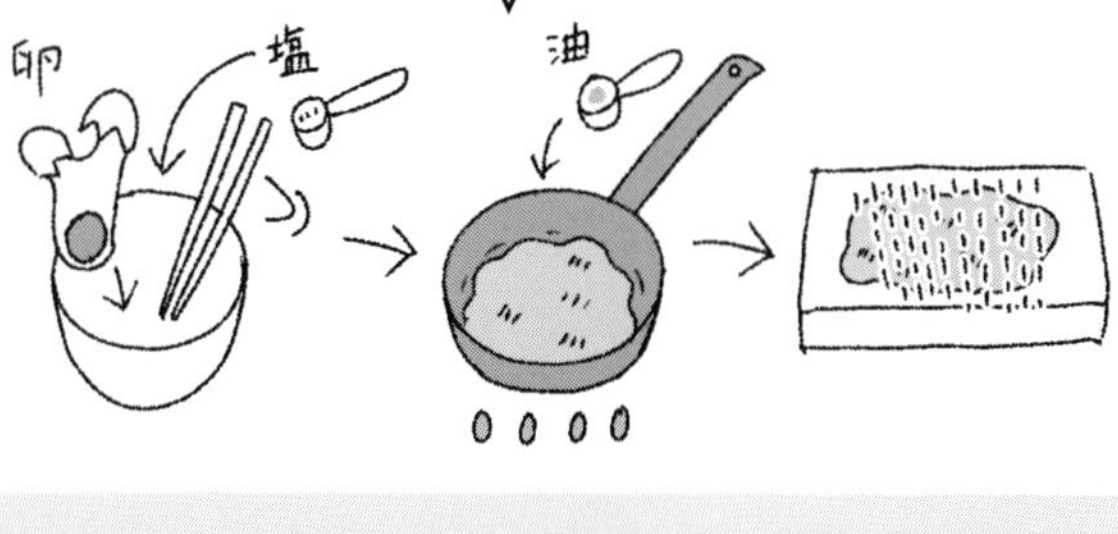

❸ ちりめんじゃこは最初に油で炒め、調味料を入れて煮る。

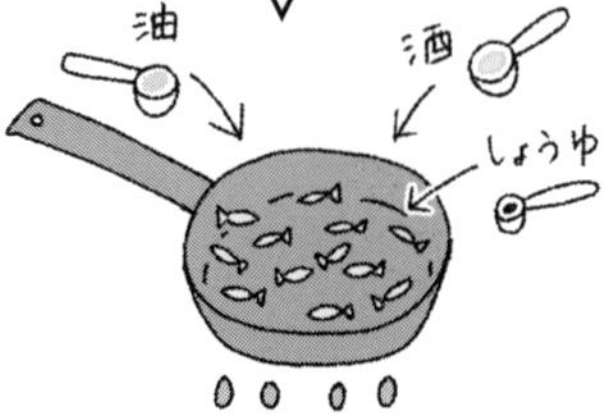

❹ 丼にご飯をよそい、その上にちりめんじゃこ、錦糸卵、きざみのりの順で盛り付ける。

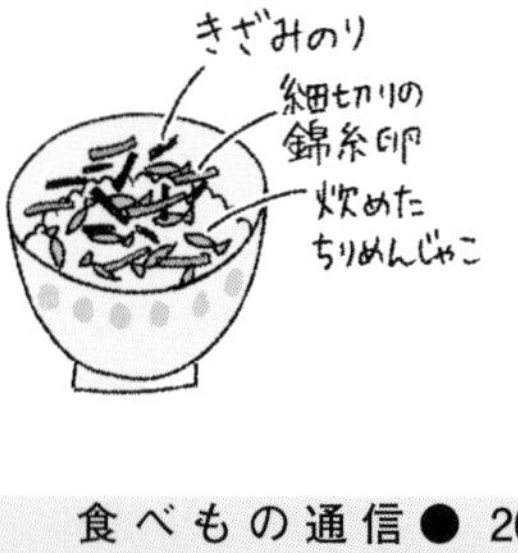

菜の花あえ

春の旬、菜の花のあえものは、クセがありながらも、子どもたちは「おとなの味～!」と言って食べてくれる一品です。

材料

ホウレンソウ……………75g
菜の花……………………30g
ニンジン…………………30g
花かつお…………………3g
しょうゆ…………………5g
みりん……………………2g

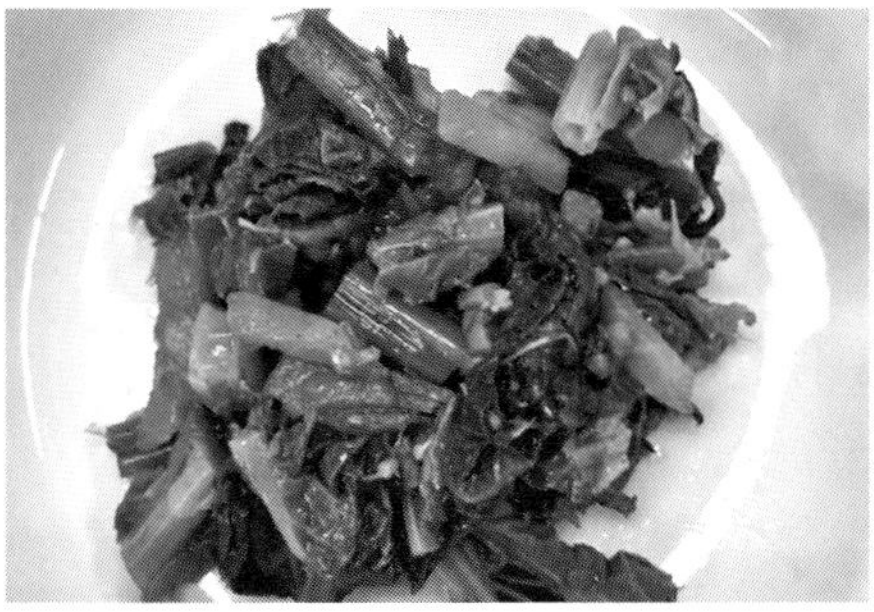

❶ ホウレンソウと菜の花はゆでて、食べやすい大きさに切る。ニンジンは千切りにして、ゆでる。

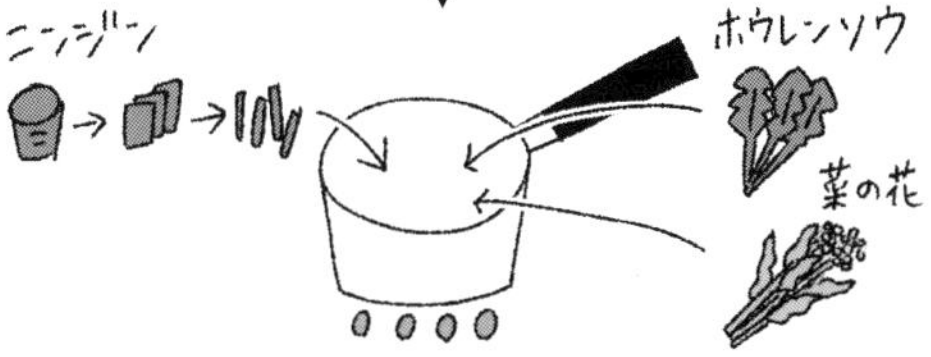

❷ 花かつおは、フライパンで乾煎《からい》りする。

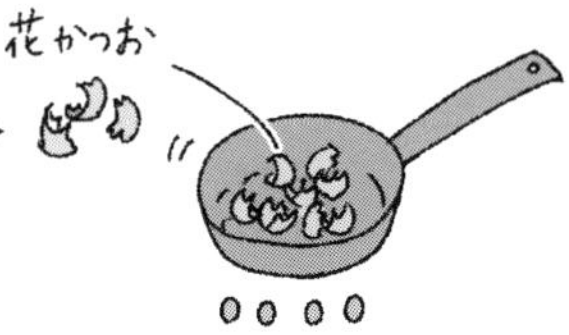

❸ みりんは煮切って、アルコールを飛ばしておく。

❹ ❶と❷をボウルに入れ、しょうゆとみりんで味を調える。

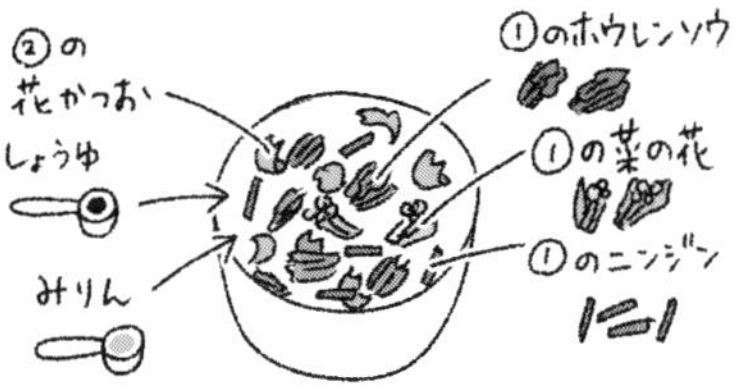

ニンジンポッキー

1本食べると、もう1本食べたくなる味です。お皿からはみ出るほど長～いニンジンポッキーを作ると、子どもたちは大喜びで持っていきます。

材料

ニンジン…………………40g
小麦粉……………………50g
バター……………………15g
テンサイ糖………………15g
レモン汁…………………適宜

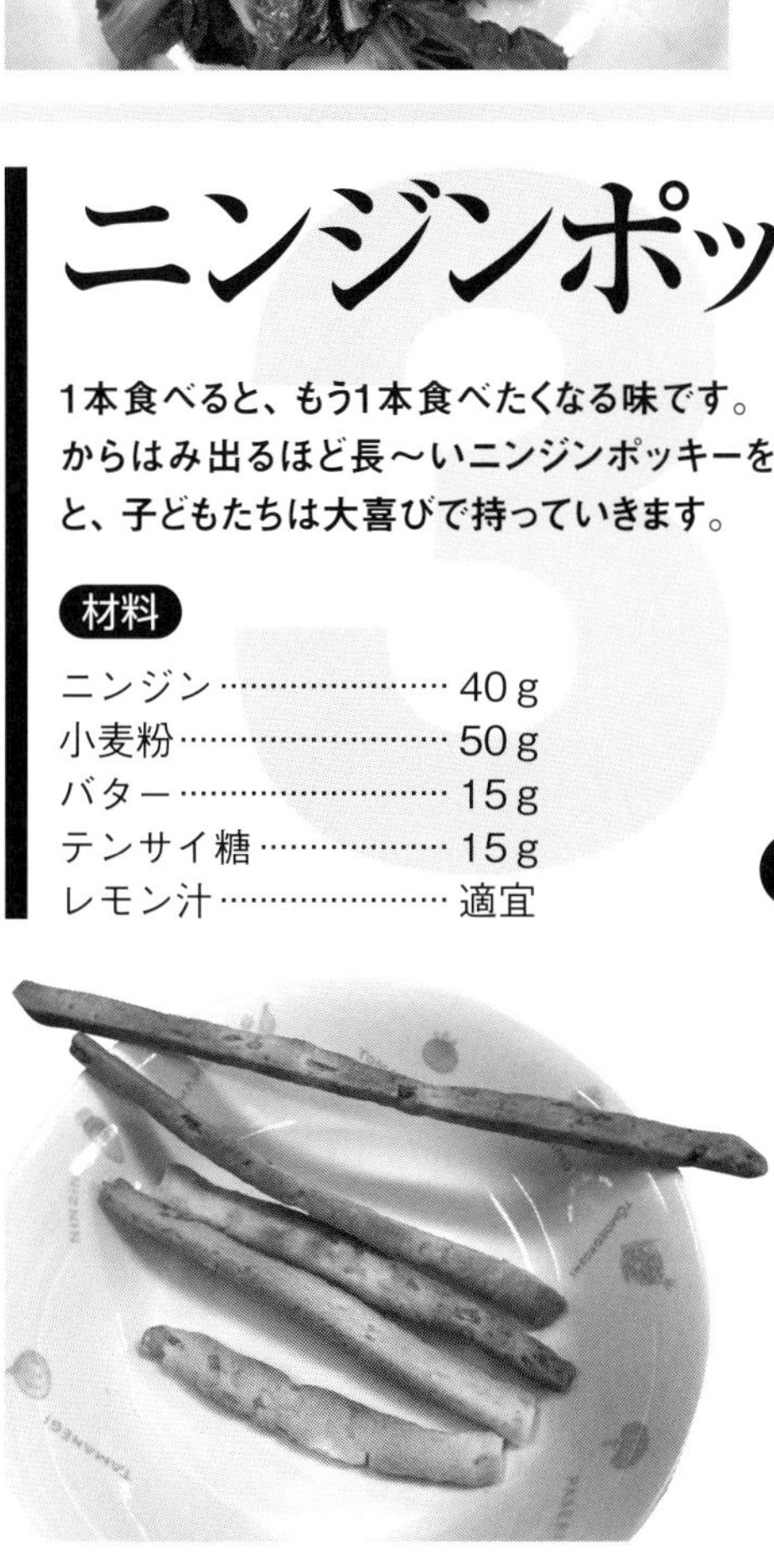

❶ バターは室温で戻しておく。

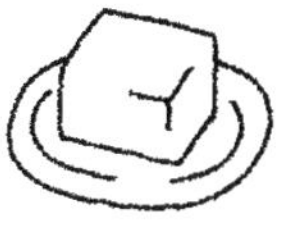

❷ ニンジンは、包丁またはフードプロセッサーでみじん切りにする。

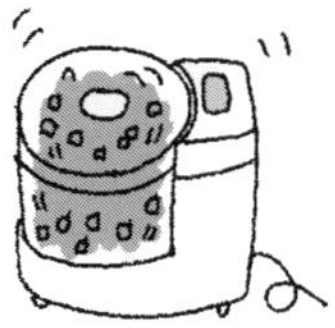

❸ すべての材料をボウルに入れてよく混ぜ、ポリ袋に入れて薄く延ばして、冷凍庫で冷やし固める。

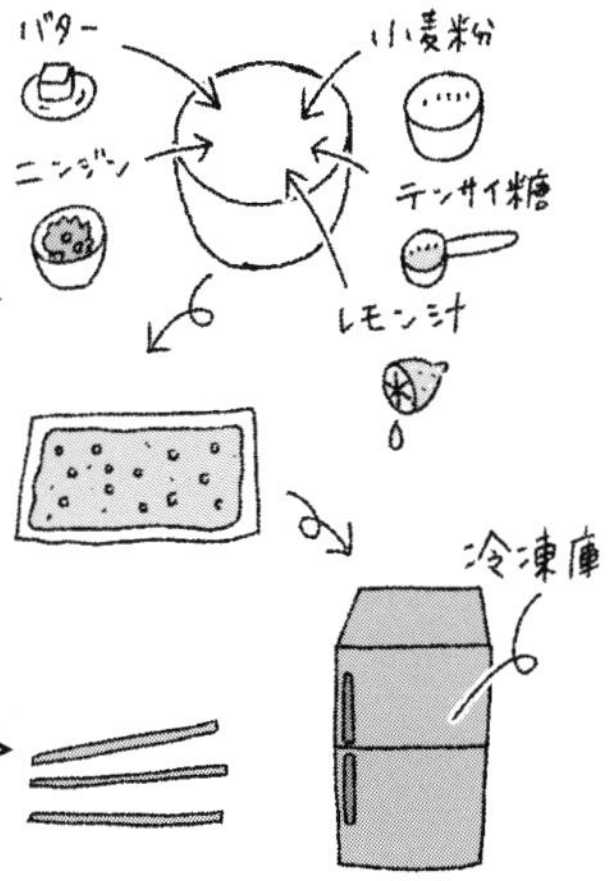

❹ 冷やし固まったら、袋から取り出し、細長く切っていく。

❺ 180度のオーブンで10～15分焼く。

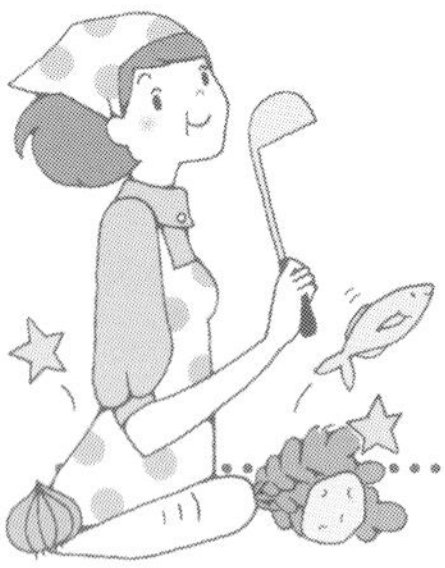

香りの強い野菜で「陽の気」を引き出す

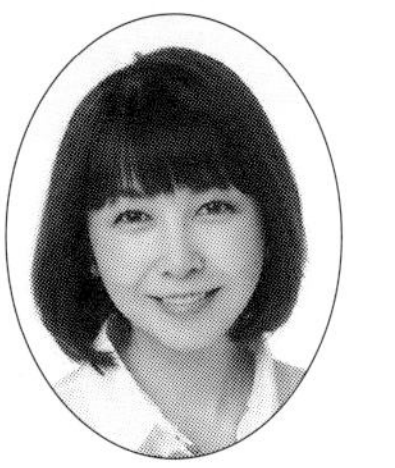

国際薬膳師　麻木久仁子

薬膳では春を迎える体に、ネギやミツバ、ショウガ、パクチーなど香りの強いものをすすめます。これらは「発散力」があるとされていて、凍てつく冬の間、閉じ込められていた体の中の「陽の気」を引き出すと考えるのです。そのほか魚介類ではイカや貝類、穀物ではハトムギがおすすめです。

ハトムギ入り五色のチョップサラダ

ハトムギは漢方では「薏苡仁《ヨクイニン》」といい、むくみ取りなどに用います。ハトムギ茶は身近ですね。体の中の水の流れを滑らかにする食材です。ゆでて、たっぷりの角切り野菜とともに、酸味と甘味がほのかなドレッシングで。

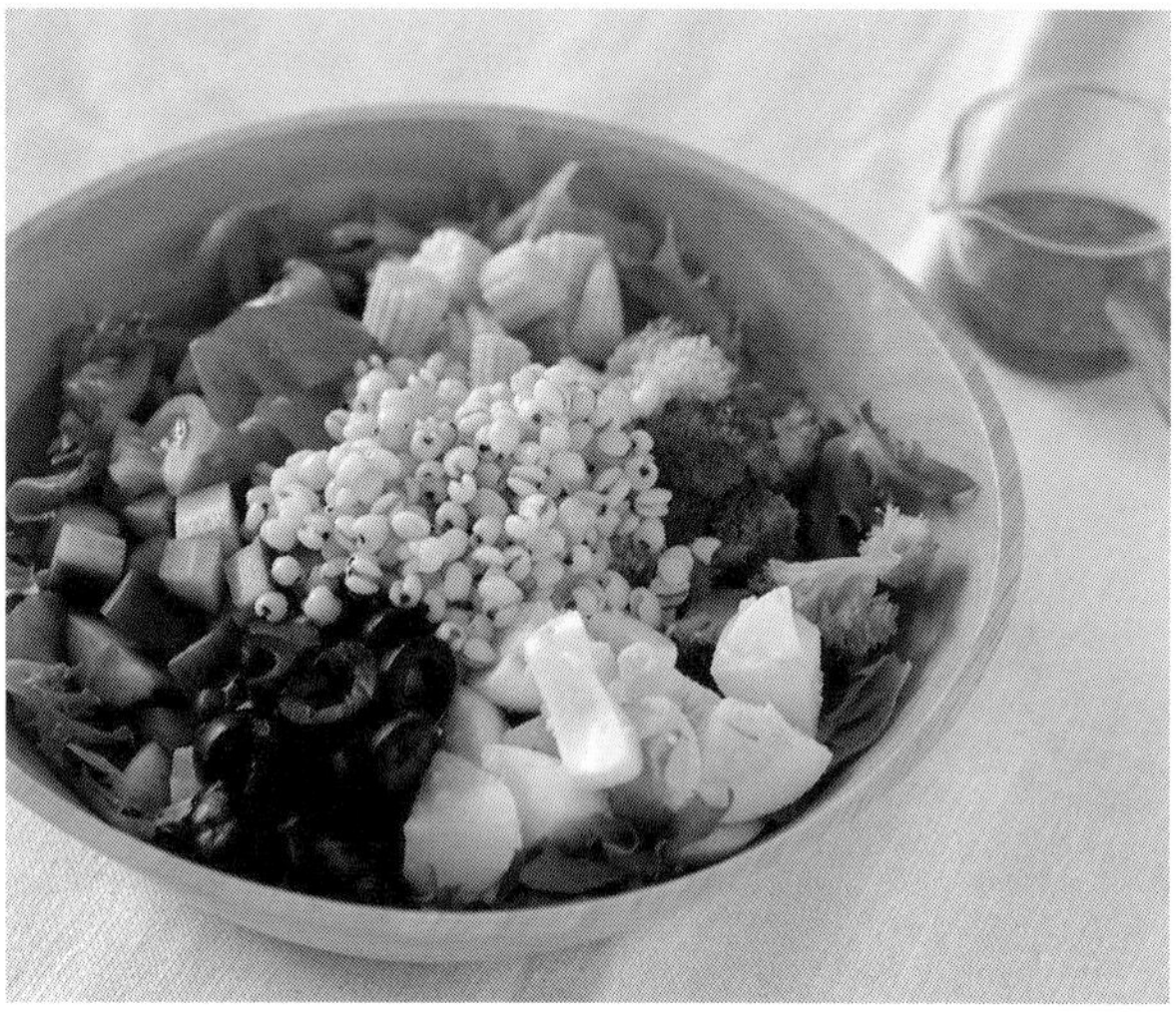

材料(2人分)

ハトムギ	1/3カップ
ベビーコーン	5本
ブロッコリー	50g
卵	1個
フリルレタス	2枚
キュウリ	1本
プチトマト	4個
ブラックオリーブ(種抜き)	5個
オリーブオイル	大さじ1
白ワインビネガー	大さじ1
メープルシロップ	小さじ1
塩	ふたつまみ
粗挽き黒コショウ	少々

＊作り方は、次ページ下段に掲載

Profile
麻木久仁子(あさぎ くにこ):1962年生まれ。テレビ番組などで司会者、コメンテーターとして活躍。バラエティ番組への出演機会も多い。2010年暮れに脳梗塞を発症。2012年、初期の乳がんを手術。国際薬膳師(中国薬膳研究会認定)、国際中医師(世界中医薬学会連合会認定)。著書『一生、元気でいたいから　生命力を足すレシピ』(文響社)、『ゆらいだら、薬膳』(光文社)。

香味野菜とイカの炒めもの

「陽の気」を発散させる香味野菜をふんだんに使います。ネギやショウガ、ミツバのほかにも、パクチー、パセリ、セリ、クレソン、ミント、シソなど、お好みでいろいろな料理に取り入れてたっぷりとってください。

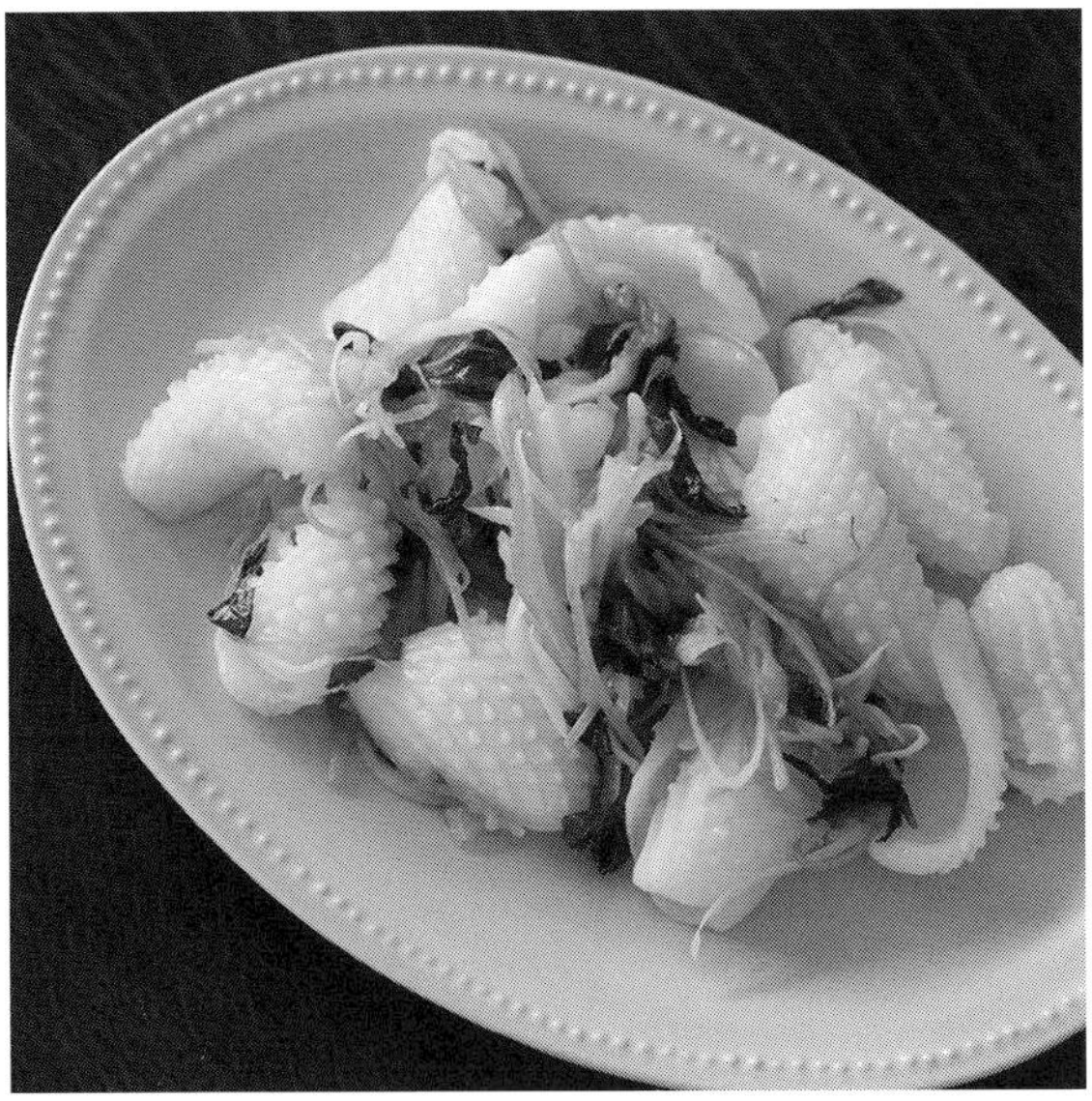

材料(2人分)

イカ	200g
ナガネギ	30g
ミツバ	30g
ショウガ	5g
塩	小さじ1/4
酒	小さじ1
薄口しょうゆ	小さじ1/2
みりん	小さじ1/2
ゴマ油	大さじ1

作り方

①イカは斜め格子に切り込みを入れて松笠切りにして食べやすい大きさに切り、塩と酒を揉み込む。

②ナガネギとミツバは5㎝の長さに、ショウガは針に切る。

③フライパンにゴマ油とショウガを入れて熱し、香りが立ったらイカを入れて炒める。

④イカに9分通り火が通ったらナガネギとミツバを入れ、鍋肌から薄口しょうゆとみりんを回し入れて、全体をざっと炒め合わせる。

ハトムギ入り五色のチョップサラダ

作り方

①ハトムギはたっぷりのお湯で15〜20分ゆで、ざるに上げる。水が切れたら、オリーブオイル小さじ1（分量外）をかけておく。

②ベビーコーン、ブロッコリー、卵はそれぞれゆでて、1㎝の大きさに刻む。フリルレタス、キュウリ、プチトマトもそれぞれ1㎝角に刻む。

③オリーブオイル、白ワインビネガー、メープルシロップ、塩、黒コショウを乳化するまでよく混ぜる。

④①と②、ブラックオリーブを器に盛り、食べる直前に③をかけて、全体をよく混ぜる。

チョップドサラダ：小さく角切りにした野菜類をドレッシングであえたサラダ。

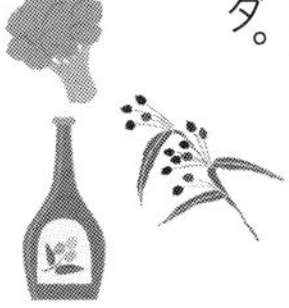

春キャベツとアサリのオイル蒸し

春から初夏にかけて旬のアサリ。そのエキスを春キャベツにたっぷりと吸わせます。汁が絡みやすいように、キャベツは千切りに。薬膳ではアサリは体を潤し、余分なほてりを冷ますとされています。

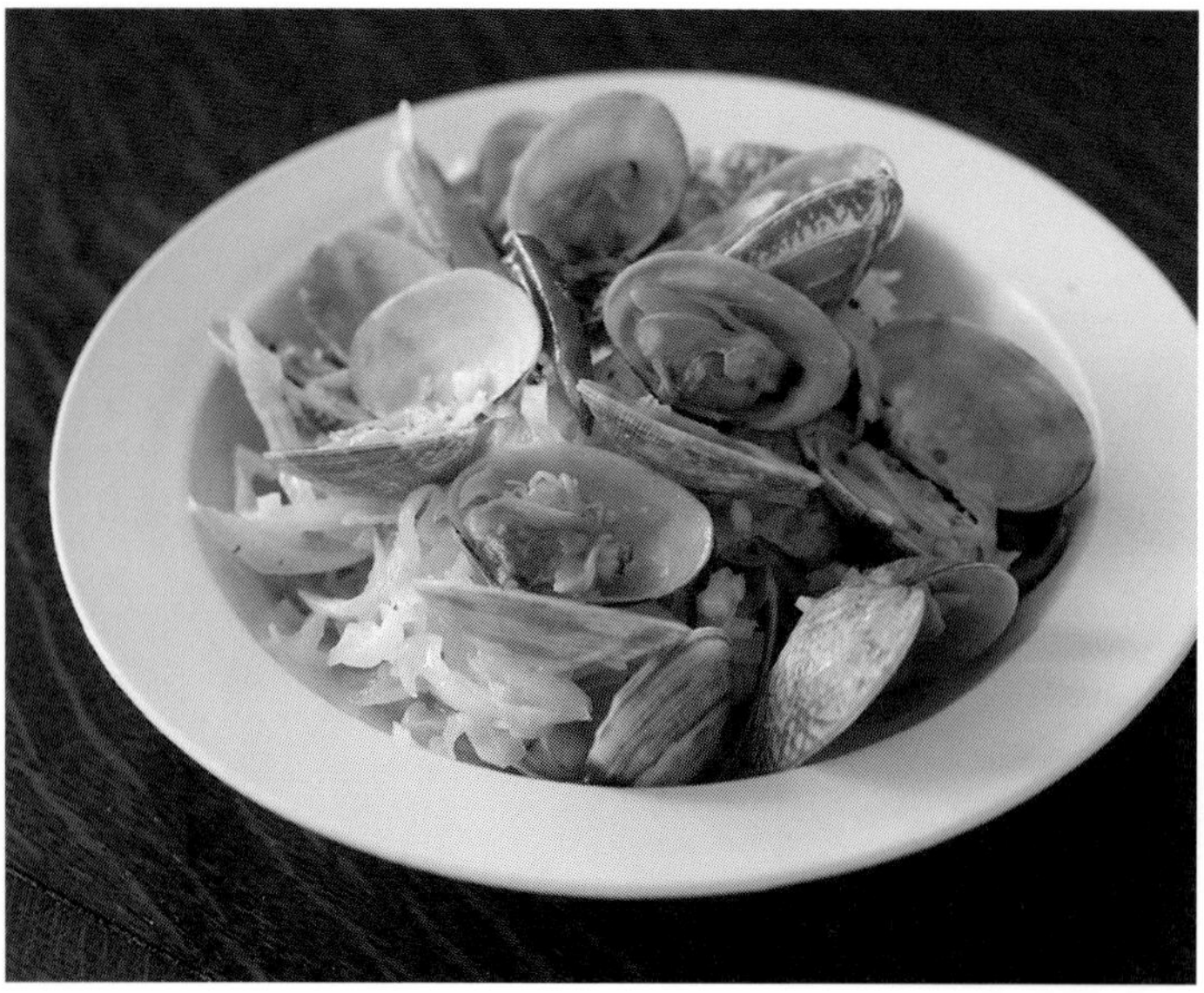

材料（2人分）

アサリ	300g
春キャベツ	200g
ニンニク	1かけ
トウガラシ	小1本（大1/2本）
酒	大さじ3
塩	小さじ1/4
薄口しょうゆ	小さじ1/2
オリーブオイル	大さじ1と1/2

作り方

①アサリは塩抜きする。
②キャベツは4㎜幅の千切りに、ニンニクはみじん切り、トウガラシは小口切りにする。
③深めのフライパンにオリーブオイルとニンニク、トウガラシを入れて火にかけ、香りが立ったらキャベツを入れて炒める。
④キャベツがしんなりしたら、酒、塩、薄口しょうゆを入れ、アサリを入れて蓋をし、アサリの口が開くまで蒸す。

コラム

「陽の気」を浴びて心身を伸びやかに

日ごとに春の訪れを肌で感じる季節です。凍てついた大地が息を吹き返し、木々も一斉にぶわっと芽吹くように、寒風に縮こまっていた人の心身も伸びやかさを取り戻すときです。中医学では体内に閉じ込められていた「陽の気」が緩み、膨らむと考え、陽の気の成長を損なわないように心がけよと教えます。

この時期はとくに、ストレスを溜め込まないようにすることも大切です。心が縮こまっていては、体も扉を開くことができませんよ。

春眠暁を覚えずといいますが、朝寝坊をするよりも、少し早起きをするようにして、春の日差しを朝からたっぷりと浴びると体の中の「陽の気」が育まれるでしょう。寒暖の差が大きい日もありますので、薄着にはご注意ください。

ワッハッハ談義 51
行事食編 ③

草餅で女児の厄除け

食文化史研究家・未来長寿食研究会会長
永山久夫

江戸時代、使う葉は母子草《ははこぐさ》からヨモギに

ヨモギを混ぜてついた餅が「草餅」で、3月3日のひな祭りに供えます。

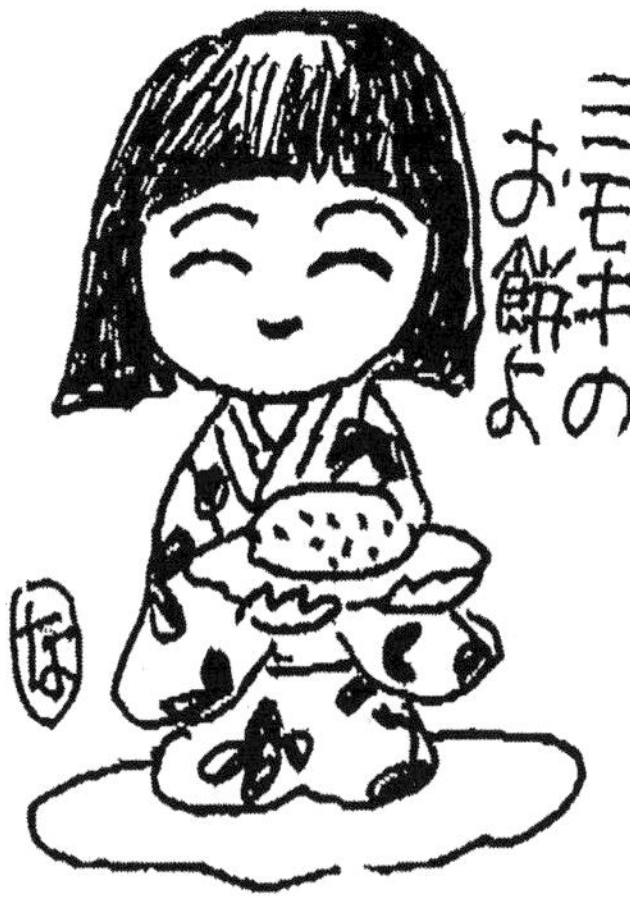

草餅の材料は、古くは母子草(ゴギョウ、春の七草の一つ)が使われていましたが、江戸時代になるともっぱらヨモギとなり、母子草を使うことは極めて少なくなりました。

3月3日に女性が母子草を摘んで餅にしたのは、母子草が「母と子の草」と書くように、母子の健康を守る霊力を備えた草と考えられていたからです。

幼児の死亡率が高かった時代に、何とか無事に成長してほしいという願いを込めて作られたのが草餅であり、厄除けの行事食でもありました。

ヨモギは母子草より香りが強く、どこにでも自生していて利用しやすいこと、若い葉は以前から野菜として利用されていたということもあり、より身近に感じられていたのでしょう。

薬草としても貴重 古くは「医草《いぐさ》」とも

ヨモギは薬効性の高い野草としても、古くから知られていました。元禄8(1695)年の『本朝食鑑《ほんちょうしょっかん》』にも、「もち米と合わせ、蒸してついて餅とする。三月三日は、よもぎ餅を用いて女児のお祝いをする」とあります。その薬効については「あらゆる病邪《びょうじゃ》を治して、長患いの人を起す」と記されていて、薬草としても貴重だったことがわかります。古くはヨモギを「医草」ともよんでいました。

同じ草餅でもひな祭りのお供えには緑色の草餅、小豆を混ぜて作った赤い餅、そして白い餅をそれぞれひし形にし、三段重ねにします。

ひし形には悪霊を追い払う効果があるといわれ、幼女を守る力がいっそう強くなると信じられていたのです。

ヨモギの薬効は多彩です。鮮やかな緑色のもとはクロロフィルで、がんやウイルスに対する免疫力強化の働きがあるといわれ、殺菌や血液のサラサラ効果があることも判明しています。

ビタミン類の含有量も多く、カロテン、ビタミンE、ビタミンC、ビタミンK、ビタミンB類と、まるで総合ビタミン剤といってよいでしょう。食物繊維も100g中に7・8gと多く、キャベツと比較すると約4倍です。

Profile
永山久夫(ながやま ひさお):1932年福島県生まれ。古代から明治時代までの食事復元研究の第一人者。長寿食や健脳食の研究者でもあり、長寿村の食生活を長年にわたり調査している。『日本長寿食事典』(悠書館)など著書多数。

知らないうちに口にするかもしれない

ゲノム編集GABAトマト

家庭栄養研究会顧問　蓮尾隆子

2020年12月11日、厚生労働省はゲノム編集で遺伝子を改変したGABA（ギャバ：γ‐アミノ酪酸）を高めたトマトの流通を認めました。ゲノム編集技術によって開発された食品・作物としては、米国で流通が認可された高オレイン酸大豆（油）に次ぐ、世界で2番目、日本では初の商品化になります。

市民団体からは危惧する声があがり、反対する動きが広がっています。ゲノム編集トマトとはどのようなもので、どのような問題があるのでしょうか。

日本で開発されたゲノム編集食品が食卓に

「ゲノム編集GABA高蓄積トマト」とは、人間の血圧の上昇を抑える働きがあるといわれる物質「GABA（γ‐アミノ酪酸）」を多く含むように、ゲノム編集技術を用いて開発されたものです。

開発したのは筑波大学（江面浩教授ら）と、同大学発のベンチャー企業「サナテックシード社」（江面氏は取締役最高技術責任者）です。

血圧降下作用のあるGABAは、トマトが青い状態のときには高濃度に含まれていますが、熟すにつれて分解酵素が働き、濃度が低下します。

そこで江面教授らはゲノム編集酵素「CRISPR《クリスパー》‐Cas9《キャスナイン》」*1を使ってこの分解酵素の遺伝子を破壊し、グルタミン酸脱炭酸酵素遺伝子の一部を改変。熟してもGABA濃度が低下しないようにしたのです。GABAの含有量は、通常のトマトより5～6倍多いとも報告されています。

市民団体*2の共同声明、公開質問状で指摘している点として、江面教授らの論文などによると、ゲノム編集のさいにDNA切断酵素のCas9のほかに、抗生物質「カナマイシン」耐性遺伝子とカリフラワーモザイクウイルス（カリフラワーモザイク病の原因ウイルス。ヒトB型肝炎ウイルスと類似したゲノムDNAをもつ）のCaMV遺伝子を、同時にトマトの細胞に注入している。

さらにゲノム編集が成功した細胞の選別を目的に、100㎎／Lという高濃度のカナマイシン（たんぱく質の合成を邪魔することで細菌を死滅させる抗生物質）を培養液に入れて、細胞を増殖させているとあります。

商品化を認めた経緯も根拠も不明瞭

声明文は「これらはいわゆる外来遺伝子なので、本来なら遺伝子組み換え作物と同様に食品安全委員会の安全審査を受けなければならないはず」と訴えています。

ゲノム編集食品に関する法規制では、「届け出だけでOK」となるのは、外来遺伝子が含まれないものに限るとされているからです。

外来遺伝子を含まないゲノム編集食品は、環境影響評価や食品・飼料としての安全審査を必要としないことになっている。それ自体が問題です。

■図 遺伝情報を変える方法とルール

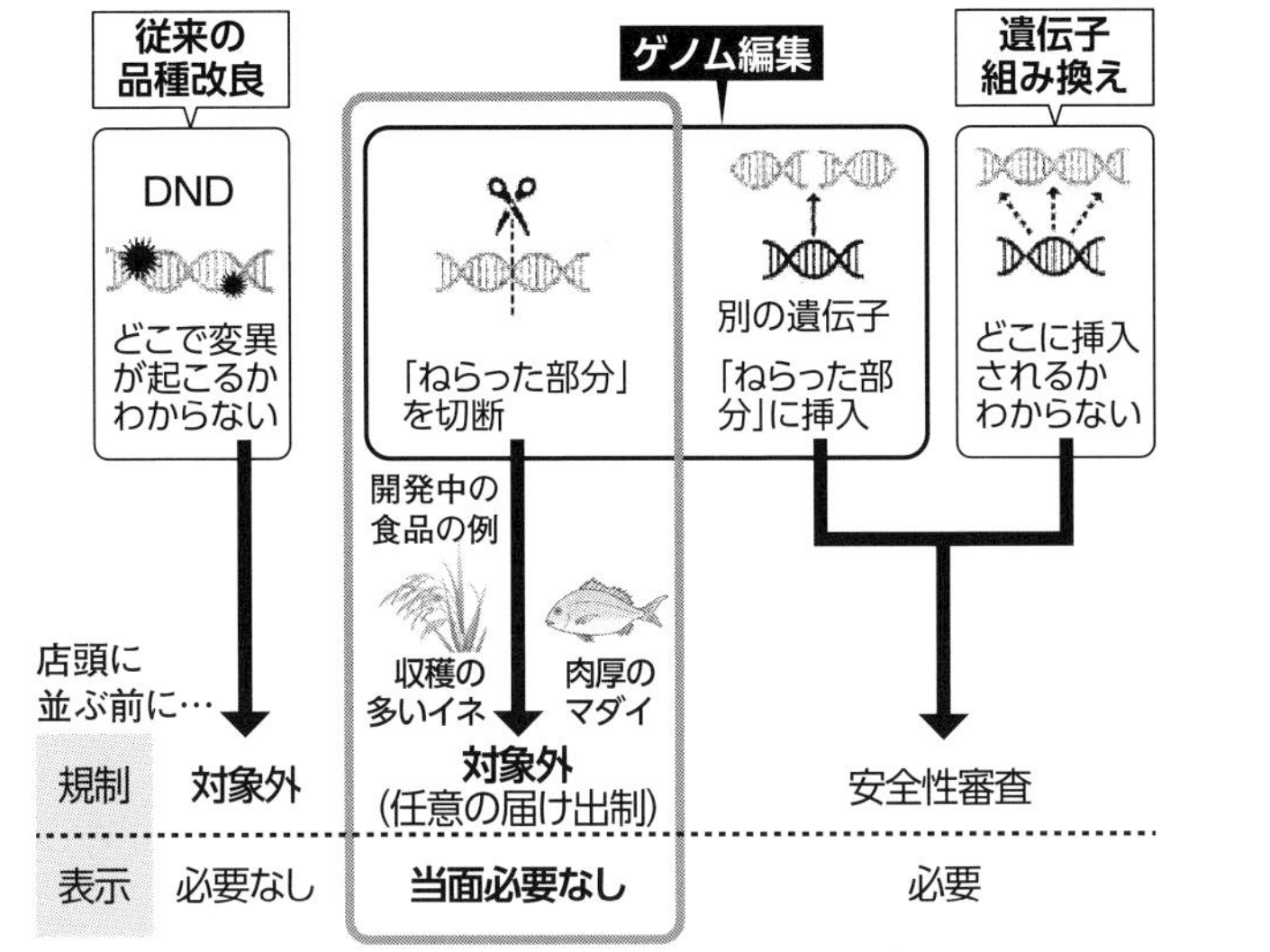

出典：朝日新聞（2020年12月12日付）より

しかも今回は、外来遺伝子が含まれているにもかかわらず、商品化に必要な手続きである情報提供と届け出を、厚労省と農水省におこなっただけで、商品化が認められました。認可にさいしては「外来遺伝子は含まれていない」とされたなど、経緯も根拠も不明瞭です。

本来ならば、食品安全委員会の安全審査が必要であると考えられる高GABAトマト。消費者の健康を守るべき厚労省がその義務を放棄し、開発企業の利益を優先したと考えざるを得ません。

種苗の無料配布はまさに「人体実験」

共同開発者であるサナテックシード社は高GABAトマトの種苗を市場流通前に、家庭菜園用として希望する消費者に無償配布すると発表しました。

これに対しても市民団体は緊急声明を発し、ゲノム編集技術はオフターゲット（目的以外のDNAを切断してしまう）など遺伝子に何が起こるかわからないと指摘。高GABAトマトには抗生物質耐性遺伝子が使用されているなど、従来の遺伝子組み換え技術と同じ問題をもっており、安全性への懸念が危惧されていると訴えています。

高GABAトマトについては利点のみが強調され、リスクにはまったくふれられていません。市民団体は、「消費者への先行配布は人体実験以外の何ものでもない」と抗議しています。

国内の食品メーカーなどは消費者の不安を察してか、「いまのところ製品化の予定なし」との応答が多いとのことです。しかし、ゲノム編集食品には表示義務がないため、今後、消費者は知らずに購買し、食べてしまう恐れがあります。

消費者の不安に応え、選択権を担保するためにも、消費者庁は商品化にさいしては、メーカー側にゲノム編集トマトの表示を求めるべきではないでしょうか。

＊1 遺伝子を切るはさみ。基礎的な遺伝子工学の知識がある科学者であれば、簡単にゲノム編集ができるツール。この技術を開発した科学者が昨年のノーベル化学賞受賞。
＊2 日本消費者連盟、遺伝子組み換え食品いらない！キャンペーンなど多数

がん・難病の基礎治療をめざして

心に平安をもたらす
バイタルブレス健康法

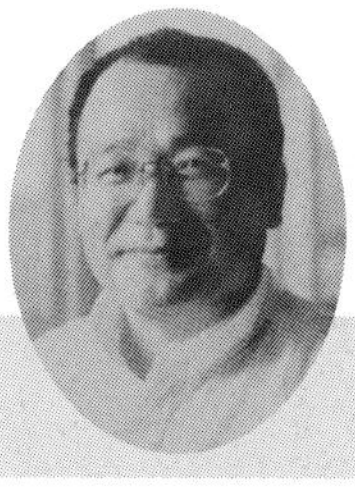

Y. H. C. 矢山クリニック理事長　矢山利彦

がんの自然退縮は生き方を変えることから

がんは遺伝子の傷から出発した細胞の病気であることは、いまや常識。そして、心のあり方ががんだけでなく、難病や難治症にも関係していることが、少しずつ知られるようになってきました。筆者がこのことに大きな興味をもったのは、40年以上前の学生のときでした。

それは、九州大学医学部に心療内科を創設した池見酉次郎教授の授業でのこと。先生は「がんの自然退縮」とよばれる奇跡的症例を、スライドを使って何例も示されました。そのときのことは、いまでもリアルに思い出せます。

授業が終わってから、学生だった私は先生のもとに駆け寄り、「先生、これはすごいですね。これがいつでも起こるならがんの外科も内科もいらないですね。どうすればがんが自然に消えていくんですか」と質問しました。

先生は「うーん、『がんの自然退縮』は簡単には生じない。それは『実存的変容』が起こらないといけないからです」と言われました。「『実存的変容』って?」。さらに質問すると「それは『生き方、考え方がガラリと変わること』です」と、先生は答えられました。

「実存的変容、実存的変容…」。以来、このことばは私の大きなテーマとなり、医師人生の底流となって私をつき動かしてきました。

外科医をやめ、漢方や気功、バイオレゾナンス医学という波動的方法を使った統合医学を日々おこなうY.H.C.矢山クリニックを作ったのも、「実存的変容」をどうすれば起こせるかを追究するためと言えます。

「考え方、生き方をガラリと変える」必要がある――。人の心に残る大きな記憶には、感情とことばが伴っています。ネガティブな記憶が脳のなかで再生されると、それだけでストレスによる自律神経の変調をきたし、そこから免疫力の低下が生じることも、世の中に知られるようになってきました。

いままでは「気のせい」と言われてきたことが、じつは健康と持病の重要なファクターであることが実証されるようになってきました。まず、実修すればわかる心の健康法を示します。

記憶・感情のクリーニング「バイタルブレス健康法」

①自分の呼吸を注意深く観察する

泣くときは泣く呼吸、楽しいときは楽しい呼吸、怒っているときは怒っている呼吸が

Profile
矢山利彦（ややまとしひこ）：1980年九州大学医学部卒業。九州大学医学部第2外科入局。大学院博士課程にて免疫学を専攻。佐賀県立病院好生館外科医長・東洋医学診療部長を経て2001年12月Y.H.C.矢山クリニック開院。05年歯科と医科を統合した新病棟開院、バイオレゾナンス医学会を設立。

記憶と感情のクリーニング「バイタルブレス健康法」

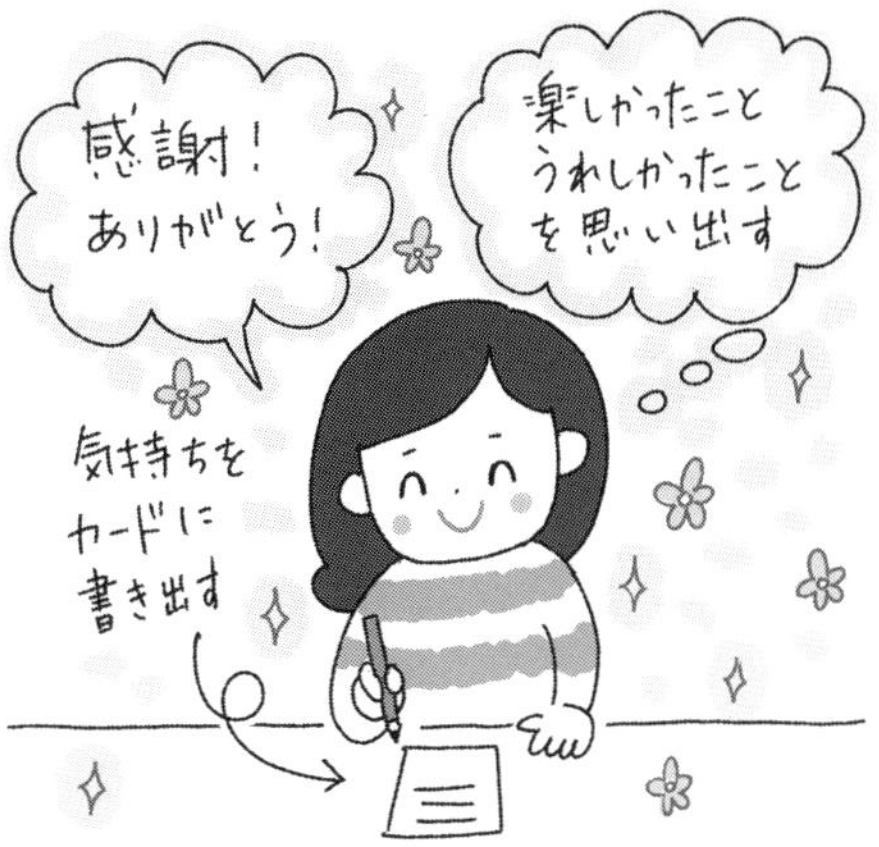

あります。では、記憶のなかのそのようなシーンを再生して呼吸がどう変化するのか調べてみましょう。

呼吸のコントロールは意図的に大脳新皮質でおこなわれ、眠っていても延髄（生命維持に不可欠な機能を担う脳の一部）でおこなわれますが、嫌悪感を生じて脳と体にアラームを鳴らす扁桃体でもコントロールされています。そのためネガティブ記憶を再生すると、呼吸が浅くなることがわかるはずです。

②人生の区切り、たとえば結婚、就職、職の地位などの変化や、学生時代にさかのぼりながら、快感と不快感を伴う事象の記憶や人を別々にカードに書き出す

これは他人に見せる必要はないので、一週間くらいかけておこなうことが必要です。

記憶の底に押し込めていたネガティブな出来事や人までも、子どものときまでさかのぼって洗いざらい思い出すことが必要です。人によっては記憶にない赤ちゃんのときに親と別れたという事象を思っただけで、呼吸が浅くなってしまうこともあります。

③快記憶をたどり、呼吸を観察

快記憶、不快記憶のカードができたら不快記憶カードはしまっておき、快記憶をたどって、呼吸を観察してみましょう。

そのとき浮かんできたことばをキーワードとしてカードに書き込みましょう。さまざまに出てくるでしょうが、「ありがたい」「いつくしむ」「うれしい」「笑顔」「おおらか」といったことばに収束していくでしょう。もちろん別のことばがあっても構いません。

④快記憶の強化と呼吸の確認

快記憶のカードとそのときのキーワードを何度も口に出して(慣れたら無言でよい)、快記憶を強化する。そして、そのとき呼吸が深くなることを確認します。

⑤不快記憶カードを見て、呼吸を観察しよう

④を十分に繰り返したら、不快記憶のカードを見て自分の呼吸を観察し、呼吸が浅くなることを自覚してみましょう。

そして、④でおこなったポジティブなキーワードを口に出してみましょう。④が十分におこなえていると呼吸が深くなり、ネガティブ感情が減ってくるはずです。

⑥ネガティブ感情がどうしても減らない場合には、秘訣がある

それは、自分も相手もこの世のすべては創造主の一部であるとイメージし、その自他の本質に対して「あれはあれでよかった」とまず肯定します。さらにポジティブなキーワードを唱えると、ネガティブ感情が減って呼吸が深くなるでしょう。

以上をくり返して、記憶、ことば、感情のクリーニングを辛抱強くやってみると、心の健康が体の健康とつながっていることがわかるはずです。がんだけでなくあらゆる病気、そして普通に生活できている人にも卓効(すぐれた効き目)があります。

大きな平安があなたにありますように。

イラスト：チブカマミ

なぜ？ 子どもの体調不良⑩

赤ちゃんの子育ては完全にアナログの世界

NPO法人自然育児友の会相談役
ディロルフ幸子

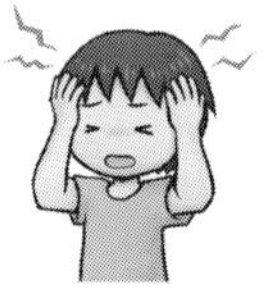

夜間授乳は赤ちゃんにとって自然で大切なこと

いま、子育てに関する指針はインターネットを頼りにしている人も少なくないのではないでしょうか。しかし、ネットへの書き込みは、子育ての専門家でなくてもできるので要注意です。

ネット上の情報には、赤ちゃんにとって良いというより、親が楽をするための情報があふれているように思います。

24時間赤ちゃんの世話をしていると親は心身ともに疲れ果て、楽な方法に耳を傾けたくなるのは自然なことです。そのときに「夜間授乳はしないほうが良い」「ミルクをいっぱい飲ませていっぱい寝かせよう」などの書き込みを見れば、だれしも夜間授乳をやめて、ぐっすり眠りたいと思うでしょう。授乳間隔が長く空けば助かるという気持ちにもなります。

でも果たしてそれは、赤ちゃんのためになるでしょうか。夜間の授乳をしないと、途端に乳量は減り、母乳の質も悪くなります。赤ちゃんの小さな胃袋は、体の成長とともに少しずつ大きくなっていくので、最初から一度にたくさん飲めないのは自然なことです。

そして母乳は、赤ちゃんにとってたんに栄養補給だけでなく、母の胸の温もりや匂い、肌の触れ合う快感が、安心と心地良さを与えます。

母乳育児には、計り知れない心の通い合いがあるのです。せめて乳児のうちは夜間授乳をし、質の良いおっぱいで母子のふれあいを満喫してほしいです。

便利だけど大丈夫？ 赤ちゃんの気づき大切に

マニュアルどおりに進むために物事が機械化された現代では、物事のほぼすべてが論理的、科学的に処理され、曖昧さの入る余地はあまりありません。しかし子育ては、完全にアナログな世界です。

とくに母乳に関しては、保健所や小児科医からの指導どおりにいかないことのほうが多いものです。保健師や小児科医に言われたとおりに授乳の間隔が空かなくても、心配はいりません。子育てが学業や仕事のように時間割どおりにいかないのは、当たり前なのですから。

新生児の1日は、ほとんどが「飲んで出す」の繰り返しです。赤ちゃんはまだことばを発せませんが、その都度、小さな体で「おなかが空いたよ」「おむつが濡れたよ」と泣いて、一生懸命教えてくれます。

ミルクを大量に飲まされたら消化に時間がかかり、赤ちゃんは何時間でも黙って眠っています。また、紙おむつはいつもサラサラの状態なので、赤ちゃんはいつまでたってもお尻がぬれた感覚が味わえず、眠っています。

さまざまな便利なものが赤ちゃんのやる気を奪ってしまうということに、気づいてあげたいですね。

続 どっちも選ぶ? こんなに違う**加工食品**㉔

「すき焼きのたれ」

食品評論家
小薮浩二郎

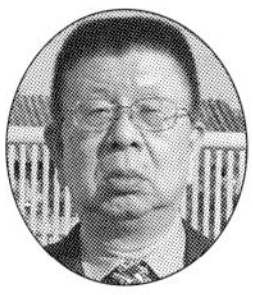

▼全国のどこでも手に入りやすいもののなかから、比較的添加物が少ないなどの商品を紹介しています。

鍋料理の王様、すき焼き。すき焼きのたれは、さまざまな調味食品などを混ぜた割り下（調味した煮汁）を作る手間が省け、それなりにおいしいすき焼きを作るのに便利です。

牛肉を加熱するとたん白が変性し、うま味成分が浸出します。加えて、しょうゆや清酒などの発酵調味料を入れることで、これらに含まれる糖類が化学変化し、おいしそうな匂いも生成します。しょうゆと砂糖を中心にした商品が多いので、砂糖が気になる方は注意しましょう。

避けるポイント 「カラメル色素」「たんぱく加水分解物」

カラメル色素は、いろいろな糖類に化学薬品を加えて加熱して作ります。多種類の化学物質の混合物であり、どんな物質が含まれているのか不明な添加物です。

ほかにも化学調味料、たんぱく加水分解物などが使用されている商品もあるので、原材料表示を確認しましょう。

こっち！

Better

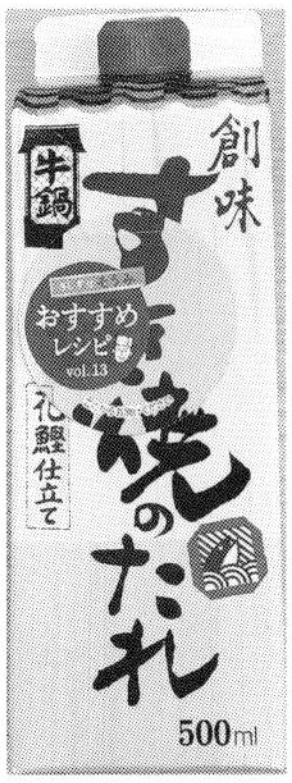

原材料名

醤油、砂糖、みりん、かつお削りぶし、清酒、（一部に小麦・大豆を含む）

すき焼のたれ 花鰹仕立て

無添加で、高く評価できます。

関西風、関東風すき焼きの両方に使用でき、それぞれの簡単な調理法が書かれています。

ほかの商品と比べて塩分が少なめです。塩分が気になる方にもおすすめできる逸品です。

Bad

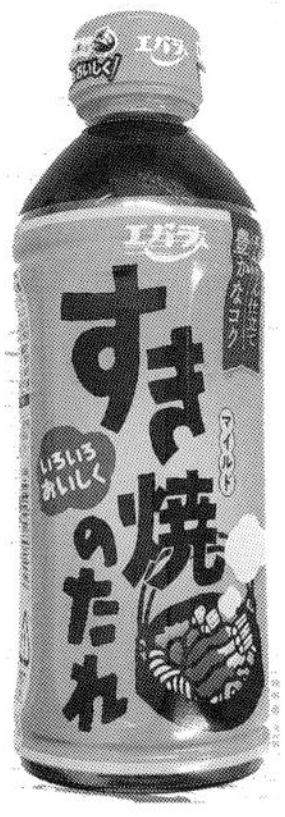

原材料名

砂糖、醤油、みりん、食塩、鰹エキス／カラメル色素、（一部に小麦・大豆を含む）

下線部が添加物

本みりん仕立て 豊かなコク すき焼のたれ　マイルド

すき焼きだけでなく豚の角煮、肉じゃがにも使用できるのが売りで、レシピも記載されています。

色の濃いしょうゆを使用すれば、カラメル色素は不要なのではないでしょうか。カラメル色素が添加されていなければ、無添加商品としてもっと売れるかもしれません。

Profile
小薮浩二郎（こやぶ こうじろう）：食品コンサルタント、製薬会社で医薬品・食品添加物の研究開発、安全性研究機関で首席研究員、食品メーカー研究室長。最新刊は食品業界の闇を鋭くえぐる企業小説『白い濁流』（マガジンランド）。

新規就農からたどりついた 堆肥も肥料も使わない農法

神奈川県・「わんぱく自然農園たむそん」田村吾郎さん

発酵学を大学院で研究し、シェフなどの仕事を経験してきた田村吾郎さん（49歳）。いろいろな食材に触れるうちに、「食の原点に携わりたい」という思いを抱き始めます。そこで目指したのは、有機農業でした。

借りた畑で野菜を作っていくうちに、あるとき、思いもしなかったことに気づきます。「肥料を入れた畑より、耕していない土のほうが良い野菜が育つ」。それが、「耕うんもしない、肥料も入れない」という、田村さん流の自然農法の始まりでした。

理想の畑で一年中育てる おいしく強く立派な野菜

田村さんが神奈川県愛川町で農業を始めたのは8年前。いまでは、この地で10カ所以上の畑を借りて、年間を通じて120品目以上もの野菜を栽培しています。

「たとえば大根でも、赤大根、青大根、黒大根、紅芯大根、愛知特産の宮重大根、神奈川の三浦大根、年を越して収穫する二年子大根、夏にとる白首夏大根と、お客さんの求める特徴や、季節に応じた品種を作っているんです。いずれも固定種の大根です」

収穫した野菜の売り先は、宅配で届ける顧客が40軒ほど。そのほかにも、都会のフレンチやイタリアンのレストランなどにも提供しています。

「ソムリエの田崎真也さんがNHKの取材で来て、うちの野菜を気に入ってレストランで使ってくれて、そこからいろんなレストランに広がったこともありました」

田村さんが愛川町を選んだのは、「理想の土地」があったから。山があってきれいな川が流れ、昼夜の寒暖差が大きく、少し傾斜があって水はけが良い。そんな畑で育つ野菜は、強くて立派でおいしくなると確信していたと田村さんは語ります。

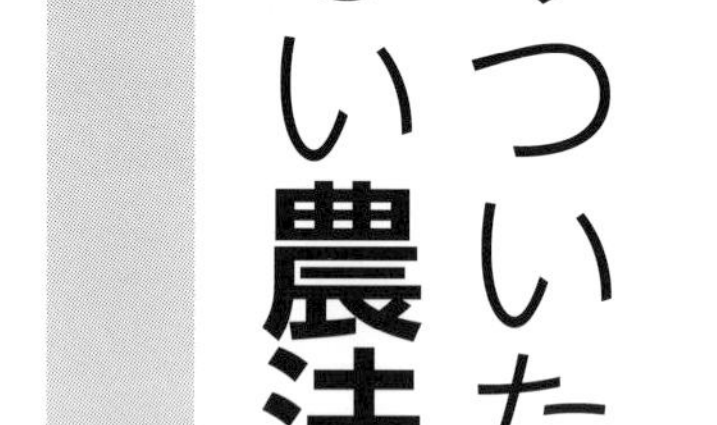

子どもたちがたくさん集まるわんぱく自然農園たむそん

野菜に必要な栄養素は「有機物が土に還る」表層に

30代後半のころ、有機農業を目指し、実家近くの畑を借りて耕作を始めた田村さん。発酵学研究の知識を生かして、米ぬかやもみ殻、燻炭、ナタネの搾りかすなどで、自信をもって堆肥を作っていました。

「しかし、調べてみるとナタネは輸入が多いし、米の農薬基準はゆるい。安全性が疑われる原料をやめていったら、にがりと畑の青草しか残らなかったんですよ」

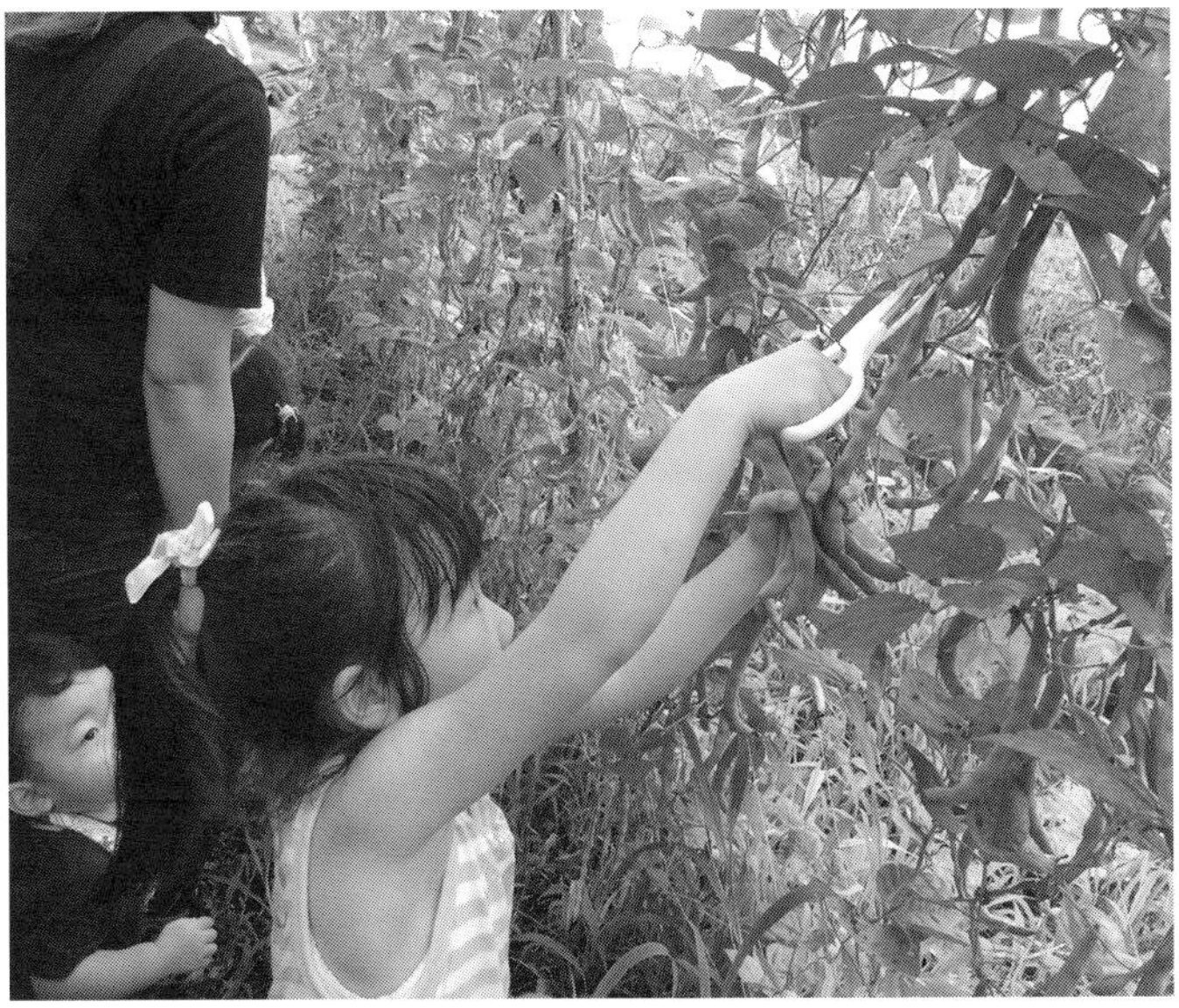

生きいきと野菜に触れる子どもたち

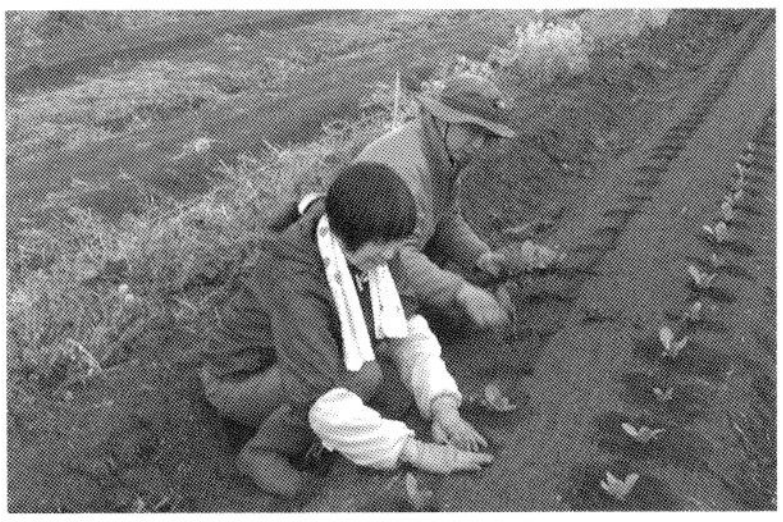

消費者の援農も大きな力です

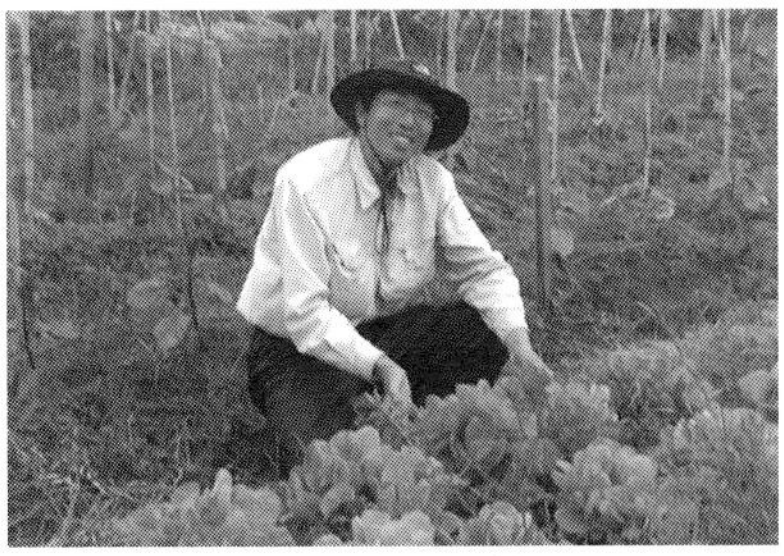

しっかり育った野菜に笑顔の田村さん

ちょうどそのころ、田村さんは意外なものを発見します。一生懸命に土作りをした畑のミズナより、畦に近くて雑草が生えている固い土で肥料もなく育ったミズナのほうが、おいしく立派になっていたのです。

「ショックを受けて掘ってみたら、ミズナの根元に白いひげ根がびっしり生えていました。土は固いけど、有機物が無機物に変わって土に還る表層には、野菜に必要な栄養がある。それなら耕す必要もないし、肥料もいらないとわかったんです」

だれもやっていない、新しい農法を生み出した。そう喜んだ田村さんでしたが、後になってそういうやり方が「自然農法」として、すでに実践されていると知ります。

「この農法を、自分が望むような畑で展開してみたい。そう考え、探してたどりついたのが、この愛川町の畑だったのです」

子どもたちにも安心して食べてもらえる野菜を作りたい

「農薬を使わないから、害虫も病気も出ます。でも、農薬で虫を駆除するような極端なことをしなければ、虫害で全滅するような極端なことは起きないんですよ」

「自然農法」といっても、雑草を生え放題にしているわけではありません。必要なのは野菜をよく観察し、「野菜に聞いて」対処すること。それだけ田村さんの農法は、手間と時間がかかっているのです。

田村さんは数年前、農園を「わんぱく自然農園たむそん」という、子どもたちが親しめる名称に変えました。試行錯誤してきた最大の目的が、「子どもたちも安心して食べられる野菜作り」にあったから。そして、だれもが安心して訪れることのできる農園にしたいという願いがあったからです。

農園には、地元の子ども会の親子がやってきます。都会から、援農に来てくれる消費者もいます。わんぱく自然農園たむそんは、多くの人たちの力で前進しています。

わんぱく自然農園たむそん

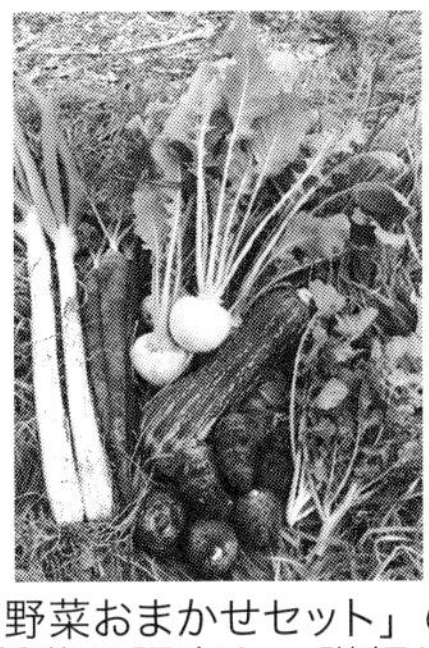

「旬の野菜おまかせセット」の宅配や固定種苗の販売も。詳細は電話かメールで問い合わせを。
神奈川県愛甲郡愛川町三増355付近
https://tamuson.com/home/
TEL 090-8643-4367
goro@tamuson.com

情報カフェ 26

牛乳に頼らずに

骨を丈夫にする食事

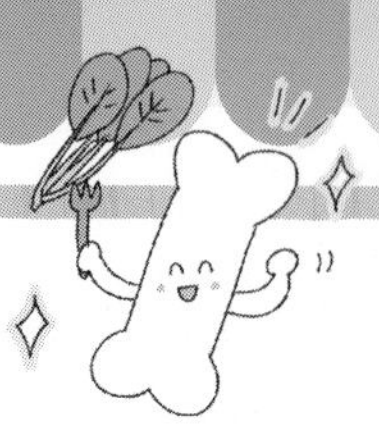

家庭栄養研究会編集委員会

骨の健康にはカルシウム豊富な牛乳が一番といわれますが、日本人は体に合わない人も多くいます。牛乳に頼らなくても、カルシウムの吸収率の高い野菜などで骨を丈夫にする方法を紹介します。

和食の食材は優秀なカルシウム源

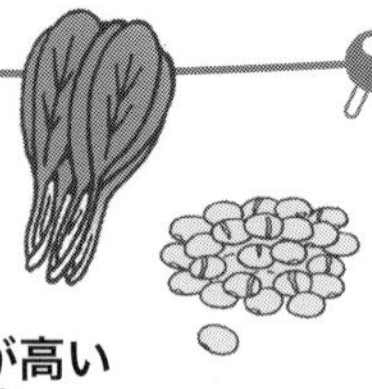

●カルシウムの吸収率は牛乳33%、アブラナ科の野菜50%！

世界の健康・医学分野から「食品のカルシウム吸収率」に関する過去20年間の論文30本を分析、比較した結果、アブラナ科の野菜は、牛乳よりカルシウムの吸収率が高いことがわかりました(本村槇子氏の調査)。

▶野菜のなかでカルシウムの吸収を妨げるのは、ホウレンソウなどに多く含まれるシュウ酸です。
シュウ酸が少なく、カルシウム吸収率の高いアブラナ科の野菜を積極的にとりましょう。

カンタン和食で無理なくカルシウム

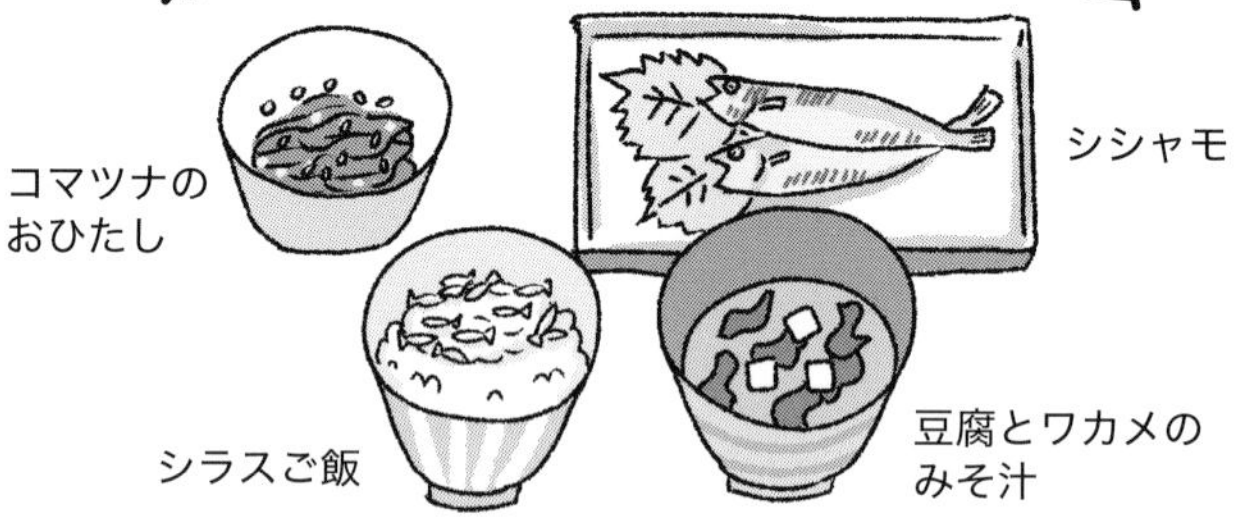

牛乳より吸収率が高いアブラナ科の野菜

食品	1食分重量(g)	カルシウム含有量(mg)
ミズナ	100	210
大根の葉	80	208
カブの葉	80	200
コマツナ	100	170
菜花	100	160

カルシウム豊富な和食向き食材

食品	1食分重量(g)	カルシウム含有量(mg)
牛乳	150	165
イワシ丸干し	60	264
干しエビ	10	200
厚揚げ	60	144
こうや豆腐	20	126
木綿豆腐	100	120
ゴマ	9	108
シラス干し	20	104

カルシウムだけではない！ 骨を強くする栄養成分

骨の健康にはカルシウムのほか、吸収を助けるためのさまざまな栄養素が必要です。野菜や大豆、魚介類などが多い食事を心がけましょう。

- ●ビタミンD
(魚介類、きのこ類)
- ●ビタミンK
(納豆、青菜、コンブ)
- ●ビタミンC
(ブロッコリー、キウイ、柑橘類)
- ●カリウム
(野菜、果物)
- ●マグネシウム
(種実類、大豆製品、魚介類)
- ●たんぱく質
- ●水溶性食物繊維
(野菜、果物、海藻、未精製の穀類)

▲控えた方がよいもの

- ●砂糖・異性化糖(とくに清涼飲料水、甘い菓子など)
- ●白米・白パンなど主食に偏った食事

糖質過剰により、関節組織の劣化、骨質の低下を招き、骨折しやすくなります。

参考：本誌2016年9月号特集「牛乳に頼らない　丈夫な骨をつくる食事」、
食べもの通信ブックレット②『牛乳のここが知りたい』2017年発行

伝統の技キラリ！ 和食器具㉔

曲げわっぱ弁当箱

木曽路・小坂屋《こざかや》漆器店

若い人にもじわじわと人気が高まる曲げわっぱ＊の弁当箱。先祖代々続く小坂屋の当主で、伝統工芸士（国家資格）の小島貴幸さん（56歳）が作る弁当箱は、材料すべてが天然ものです。レトロ感がありつつ、スタイリッシュなデザイン。深みのある明るいブラウン色と美しい木目が、温かみを感じさせます。古民家が建ち並び、江戸時代の街並みをいまに残す木曽路最大の宿場町、奈良井宿に構える工房を訪ねました。　【阿部悦子・編集部】

●弁当箱

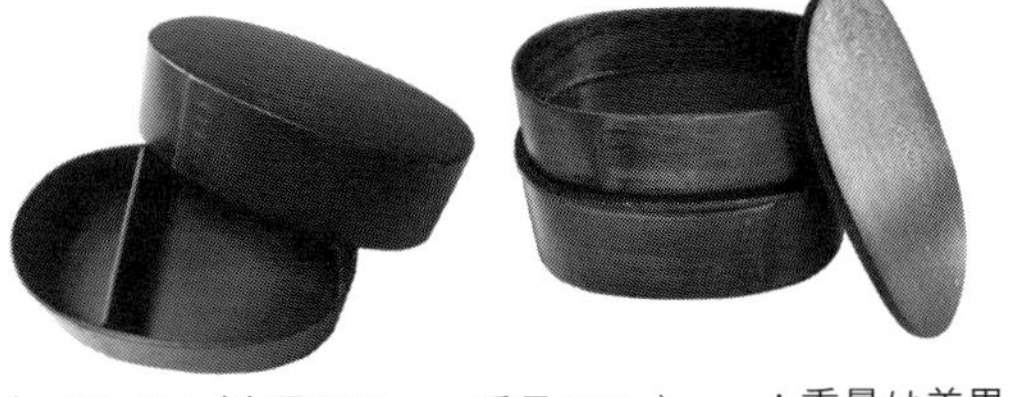

小 6600円（容量350cc　重量112g）
中 6350円（450cc　125g）
大 7200円（550cc　142g）
2段重ね 1万2000円（上段210cc 下段300cc　120g）

＊重量は差異有。容量は八分目目安

（すべて税抜価格。仕切りは移動可。ふたが浅いものや円形、材料も作り方も同じマグカップなどもあります）

木曽の天然ヒノキと天然サワラがご飯のうま味を保つ

小島さんは「絶えず、もっといいものを作りたいと思う」「使った人に喜ばれると、お金をもらうよりうれしい」という、根っからの職人気質。その弁当箱は詰めた熱々のご飯が数時間後も冷え切ることなく、べちゃっともせず粒が立ち、うま味が保たれています。食材から出る水分も、木がほどよく吸収してくれます。

側板に使うのは木曽の天然ヒノキです。「木はヒノキ、花は桜木、人は武士」といわれるように、ヒノキは美しさや強度、しなり、抗菌性などに優れた「木の王様」。とくに木曽の寒冷地で育つ天然ヒノキは密度が高く、最高級品です。

ふた板と底板は吸水性があり、酸化防止力の強い木曽の天然サワラ。小島さんは「天然木は地域によっては伐採禁止になっていますが、木曽は江戸時代から山を管理し、守っている。だから、いまも天然ものが手に入るのです」と言います。

継ぎ目には自ら山でとる山桜の木皮を使い、ご飯粒と漆、ヒノキの木くずで作る接着剤「こくそ」で補強。生木のままでは木が食品の水分を吸い過ぎて、すぐにかびてしまうので、全体に純度100％の漆を施します。安価なウレタン塗装の製品が多く出回りますが、小島さんは「家業を継いだとき、徹底的に化学製品は使わないと決めました。うちのは食べても毒はない」と、胸を張ります。

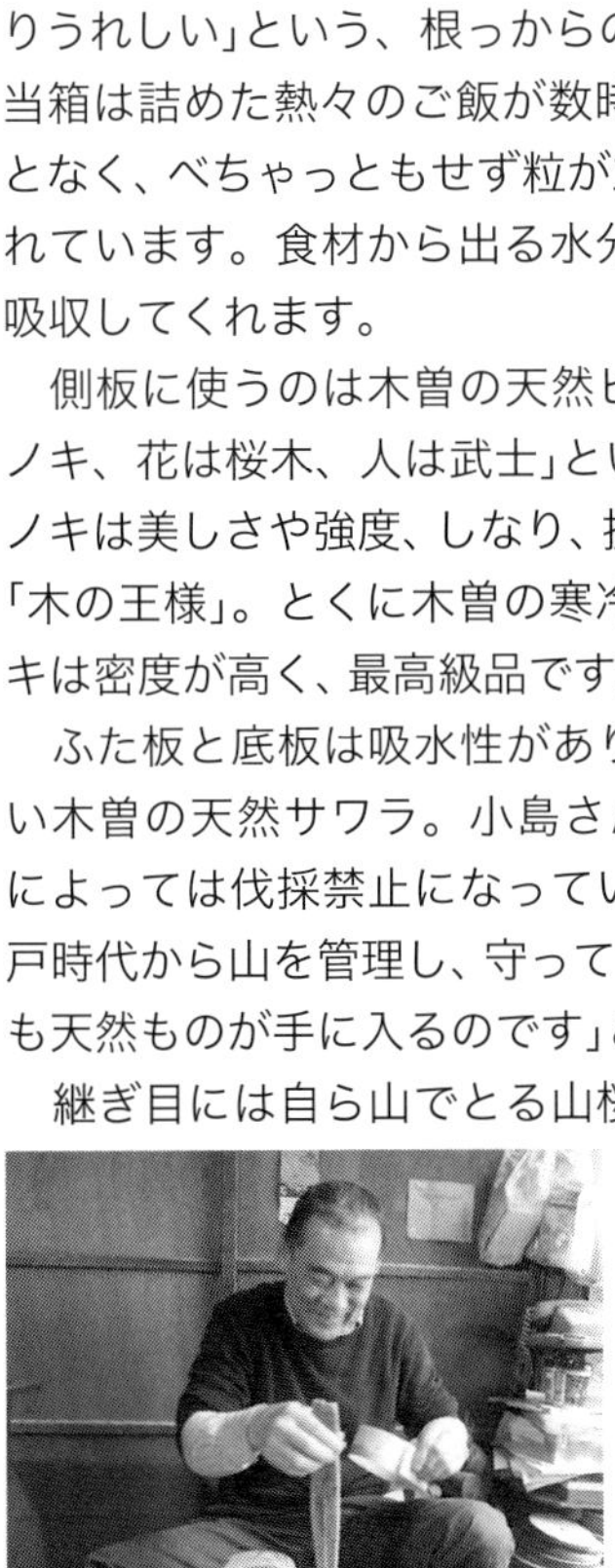

側板を曲げる小島貴幸さん。「必ず右が手前になるように合わせます。左手前は死装束と同じで、縁起が悪いのです」

漆を薄くすり込む技術で重ね塗りするため、木目が楽しめるうえに、漆とヒノキの抗菌作用で食材が傷みにくく、弁当箱にもカビは生えません。

「壊れるようなものは作らない」堅実なものづくりに自信と誇り

奈良井宿の曲げものは、400年以上の歴史があります。木曽漆器も江戸時代に発展した伝統工芸品ですが、作り手はいまや小島さんと昭和一桁生まれの職人2人だけ。

小島さんは木材選びから材料の加工、仕上げまで1人で手作業し、相当な手間をかけています。が、「卸値は中国製品と同じぐらい。赤字ギリギリですが、強欲にもうけても仕方ないし、使ってもらいたい」と言います。

「弁当箱を踏んで壊した」「犬が噛んだ」「使ううちに漆が剥げてきた」などの修理依頼にも、丁寧に応えます。塗り直して30年以上使う人も。

電子レンジは使えません。ほかに使用上の留意点を尋ねると、笑って一言。「普通に使って壊れるものは作らない。落としても割れないから、いっさい気ぃ使わんでいいよ」。堅実なものづくりへの、自信と誇りに満ちていました。

◎お問い合わせは**小坂屋漆器店**
長野県塩尻市奈良井709
☎ 090-1869-8379

＊薄板を曲げて作る円筒形の木箱

最近の話題から

収賄事件で明らかになった日本の残酷養鶏の実態

食ジャーナリスト　小倉正行

吉川貴盛元農相、西川公也元農相に対する収賄容疑が報道され、吉川氏は在宅起訴されました。養鶏基準の維持を狙う鶏卵業界団体の幹部で鶏卵生産大手元代表から、現金を受け取ったという問題です。

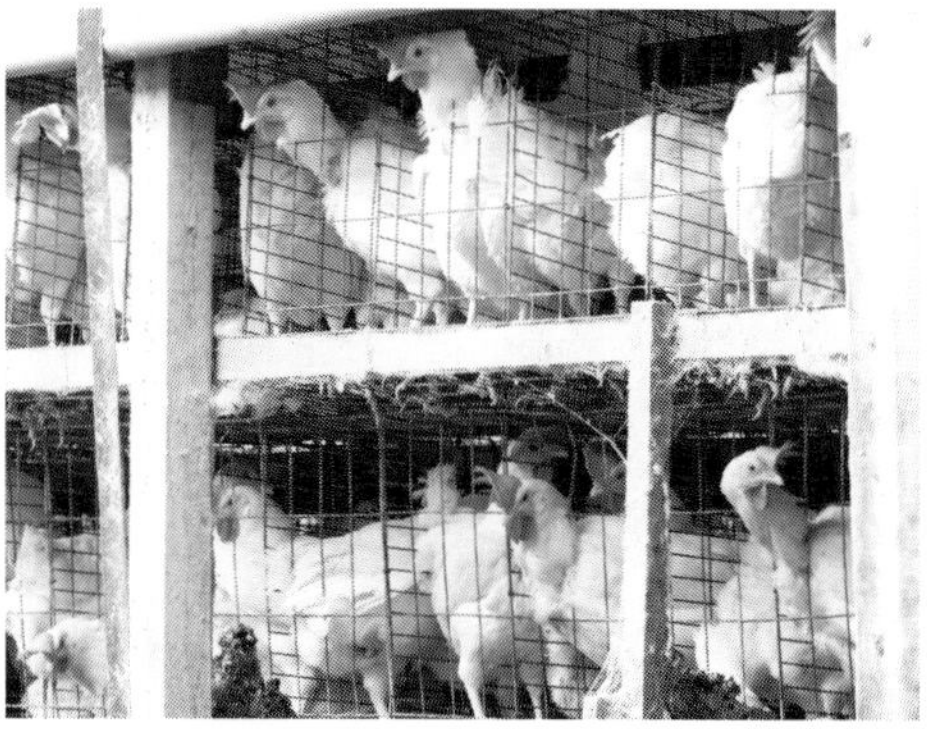

ケージで過密飼いされる鶏。
「認定NPO法人アニマルライツセンター」ホームページより

この事件で明らかになったのは、日本の養鶏基準が「アニマルウェルフェア（動物福祉）」をまったく考慮していないものだったということです。

世界の畜産の潮流は「動物福祉」重視へ

日本の大手養鶏は高密度の「ケージ」（「バタリーケージ」）飼育です。さらに感染症対策で窓のないウィンドレス鶏舎のもと、薄暗い中で飼育されています。

幅60センチ奥行き40センチのケージの中に10羽の鶏が押し込められすし詰めで、踏み締める土もなく、羽ばたきもできない飼育がおこなわれています。

欧州連合（ＥＵ）は鶏に苦痛を与える工場的畜産システムを反省し、アニマルウェルフェアを柱とする畜産政策を進め、２０１２年には「バタリーケージ」を廃止しました。

現在、ルクセンブルクでは鶏の卵は１００パーセントがケージフリーに、ドイツ、スウェーデン、オーストリアでも９割以上がケージフリーの卵です。

ＯＩＥの飼育指針を廃棄させた日本の責任

このようなアニマルウェルフェアの考え方が日本も加盟する国際機関ＯＩＥ（国際獣疫事務局）にも影響を与えて、17年から飼育指針の検討が始められ、18年には「止まり木」「巣箱」の設置を義務付ける指針案が策定されました。

しかし、バタリーケージ飼いが主流の日本で義務化されれば、日本の大手養鶏業者は打撃を受けます。そこで、この指針案の修正を狙った鶏卵業界が、元農相らに現金を渡したのです。鶏卵業界の意向に沿って日本政府がＯＩＥに働きかけた結果、設置の義務化は撤回されました。

今回の収賄事件は、日本の養鶏が世界の「アニマルウェルフェア」の流れの足かせであることも、白日の下にさらしました。

アニマルウェルフェアはもともと１９９３年にイギリスで策定された、「飢えと渇きからの自由」「不快からの自由」「痛み、傷、病気からの自由」「通常行動への自由」「恐怖や悲しみからの自由」という「動物の５つの自由」から始まっています。

日本でもアニマルウェルフェア推進の波を、早急に起こさなければならないでしょう。

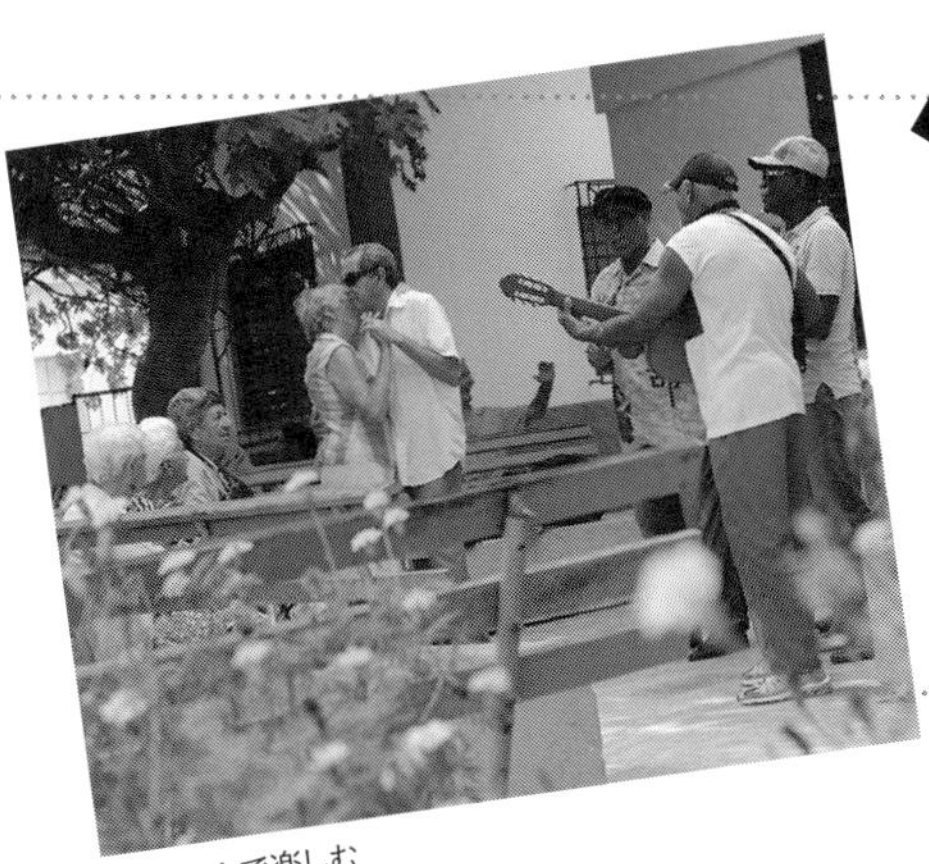
ホームで楽しむ

高齢者はお金の心配なく医療は国民の誰もが無料

映像ジャーナリスト
中野健太

日本人移民一世の島津三一郎さん（前号で紹介）は、１０８歳の誕生日を目前に「私はお金を持っていない。だから長生きすることができたのです」と耳慣れない話をしてくれました。

そして「お金のために争いが起こり、騙したり、やましくなったり、不安になったりすれば、絶対に長く生きることはできません」と続けました。

島津さんは生涯独身で家族もいません。お金を持たずに生きられる社会とは？

老人ホーム入居条件は要介護の65歳以上

島津さんは89歳のときに農業をやめ、老人ホームでの暮らしを始めました。入居条件はただ一つ。地域に住んでいる65歳以上の男女で介護を必要とすること。４人１部屋の共同生活。入居費は月額40ペソ（約２００円）、介護度の違いで料金が変わることもなく、支給される年金の２００ペソ（約１０００円）からすべてを賄えます。

ホームでは１日３度の食事とおやつが提供されます。２名の看護師が24時間常駐し、２日に１度は医師の往診があります。ホームには公園のような場所があり、木漏れ日を浴びながらおやつを食べたり、ゲームや読書をしたりと、憩いの場になっています。

カルテが共有されるため重複検査なく、医療費抑制

キューバには９万人以上の医師がおり、人口に占める割合は先進国より高く、大都市だけに医師が集中することもありません。平均寿命は79歳とアメリカ並みです。

患者を受け入れる医療体制は、独自のピラミッド構造になっており、まずは「ファミリードクター」（住んでいる地区にある医療機関）が対応します。24時間その地区の住民と連絡が取れ、患者のカルテを管理します。より高度な医療を必要とする場合は地域病院、その上に総合病院と病状に合わせて対応します。

他の医療機関を受診するさいにも、同じカルテが共有されるため、治療効果が上がるだけでなく、重複する検査や薬が減り、結果として国の医療財政の抑制にもつながります。キューバは、国民の誰もが無料で医療のすべてが受けられます。退院しても、老人ホームの元のベッドに戻れるのです。

高齢者がお金の心配をすることなく生きることができる社会。１０８年の人生を振り返り「人を騙さず、自分を騙さずに生きてきた」と胸を張る島津さんの姿。立派だと思わずにはいられません。

コロナ禍においても、キューバ政府は薬の配布、一人暮らしの高齢者への食事や食材の宅配など、国民の命を守る政策をとっています。感染症による緊急事態の長期化でも、国民生活が持ちこたえられる社会があります。

Profile
中野健太（なかのけんた）：映像ジャーナリスト。テレビ朝日系「テレメンタリー」（幸せの指標—世界が注目するキューバ医療）など。著書はキューバの福祉事情と日本人移民をテーマにした『108年の幸せな孤独 キューバ最後の日本人移民、島津三一郎』他。

読者のひろば　私もひとこと

格差を生む根本的な問題 急いで解決を

札幌市　村上直美

前号の特集②「待ったなし！食品ロス削減」について。私はスーパーや食品会社に勤めた経験がありますが、廃棄物の量にいつも驚いていました。夕刻から値下げするのですが、残るとさらに安価にして社員に販売。それでも大量に捨てられていました。

新型コロナで、飢餓に苦しむ人がさらに拡大しているとのこと。やせ細った子どもを見るのがつらいです。格差を生む根本的な問題が大きな壁です。のんびりしていられないと強く思います。

同じ人間として 尊敬し合う社会を

横浜市　佐久間 勇

前号の「海外レポート」が良かったです。キューバの日本人移民・島津三一郎さんのエピソードから日本人のまじめさや誠実さが伝わり、キューバでそれが受け入れられていたこともうれしく思いました。

いま日本では「実習生の受け入れ」といいながら、外国人を安い労働力として使い捨てにし、非人道的に扱っています。

同じ人間として尊敬し合う社会をつくっていくことが、外国人にも日本人にも大事だと思わせられる話でした。

民間頼みでない困窮者への 食料支援や農政の転換を

長野県小諸市　松田よし子

コロナ禍で飲食店のお客さんが減り、そこに卸す食品も行き場を失っています。同時に仕事を失った人や、アルバイトができなくなった学生が生活に困窮し、支援団体の炊き出しやフードバンクなどで何とかしのいでいるといいます。生産された食品を必要とする人のところに届ける仕組みを、民間頼みではなく行政がかかわって作れないのでしょうか。

政府は今後さらに、農産物の輸出に力を入れるとの報道に接しました。たくさんのエネルギーを使って庶民が買えない高級な農畜産物を作り、外国に運んでお金持ちに売る。菅総理がめざすという脱炭素社会や、持続可能な社会とかけ離れています。もうけ第一の経済を変えないと。

患者に不安な顔を見せず がんばる看護師さんたち

岐阜県可児市　山下妙子

仕事中に骨折し、入院しました。新型コロナ感染拡大でたいへんなときに、まさかの事故です。病院では入院中の感染が疑われる患者さんが発生し、PCR検査と2週間の隔離でたいへんでした。

そんななか、看護師さんたち

食べもの通信読者会のご案内

参加ご希望の方は直接お問い合わせください

中野区
食べもの通信“ママ結いま～る”
定例　第3水曜　10～14時
●連絡先　久保恵子
TEL&FAX 03(3388)3612

三鷹市
定例　第2金曜　13時半～17時
三鷹市女性交流室（中央通り）
●連絡先　白井務《ちか》江《え》
TEL&FAX 0422(48)8868

横浜市
NORA食べもの通信読者会
定例　第2月曜　19～21時
●連絡先　三好 豊
TEL 045(722)9674
FAX 045(722)9675
http://nora-yokohama.org

福井
●連絡先　南 陽一郎
TEL 0776(36)2229

大津市
●連絡先　藤本明子
TEL 075(465)5252

京都
●連絡先　花岡和子
TEL&FAX 0774(62)3752

岡山
定例　第1土曜　10～12時
●連絡先　成田宣《のり》子
TEL&FAX 086(275)4082

北九州市
●連絡先　松井玲子
TEL 093(651)7050
FAX 093(651)7075

全国ネット
メーリングリスト
『食べもの通信』風ねっと
●連絡先 山崎万里 ■メールアドレス
mari@seseragi-s.com

本誌の感想を語り合い、交流する読者会を開きませんか。スタートは2人からでも。家栄研までご相談ください。

は私たち患者に不安な顔も見せずに、がんばっていました。テレビで報道される病院のたいへんさを実感しました。

花粉対策　朝は布団に 掃除機、部屋は夕方に

大阪府守口市　井上真美子

前号の特集①「花粉症シーズンを乗り切る!」が、とても役に立ちました。いままで掃除機は朝早くからかけていたのですが、この特集を読んでからは夕方にかけています。反対に、布団は朝に掃除機をかけて花粉を減らすという工夫も、初めて知りました。

朝の目覚めを心地よくする 母の台所の音

長崎市　塚﨑信隆

私が幼いころ、台所から聞こえてくる母が調理する音は、朝の目覚めを心地よいものにしてくれる不思議な音でした。前号のインタビューでロバート キャンベルさんが語っていた台所の音の話で、いまは亡き母を懐かしく思い出しました。

手作りの果実酒と運動 健康で長生きしたい

神奈川県海老名市　菊地信子

私は夕食時に飲むビール1本が楽しみでしたが、友人にビワの葉焼酎をすすめられ、3年前から炭酸ソーダ割りにして、倍に薄めて飲んでいます。昨年のコロナ禍からはいただいたレモンを焼酎漬にしたり、カリン、甘夏、パッションフルーツ、シソの葉、パセリ、ハーブ、ニンニクなどで10種類以上の果実酒を作っています。

朝は近くの公園で、ラジオ体操と太極拳を約1時間。健康で長生きしたいですね。

「ゆるベジ」が心と体に 与える影響、実体験で

山形県酒田市　丸山 梢

わけあって、1年半前から肉と魚が食べられなくなりました。結果として「ゆるベジ」状態です。スーパーでも肉や魚のコーナーは素通り。こうなってみると野菜の料理は楽しいもので、夕飯の支度も苦にならなくなりました。

栄養士という職業柄、「肉も魚もバランス良く食べましょう」と言ってきた手前、罪悪感がありますが、この食事が心と体に与える影響を、自分の体を実験台に10年、20年と見ていきたいと思います。

空き地にうずくまる 生きものの正体は・・・

東京都大田区　芦川容子

わが家の南面にある100坪ぐらいの空き地には雑草が生い茂り、四季を教えてくれます。

先日、その空き地の真ん中に何やら白と黒の生きものがうずくまっていました。寒くて死んだのかとヒヤヒヤしながら望遠鏡で見ると、肥満のねこ!　薄目を開けていたので、ほっとしました。

太平洋や富士山望む 茶草場遺伝の里「粟ケ岳」

静岡県掛川市　加藤時子

掛川市は茶処です。世界農業遺産になった「茶草場《ちゃくさば》農法」の里、東山地区にある「粟ケ岳」という標高532mの山に週1、2回、登っています。大井川、太平洋、伊豆諸島、そして富士山が見えるすばらしい所です。何より楽しみな登山です。

これまで本誌に登場した方々の近況

★食文化史研究家の**永山久夫さん**が『美女が長寿食を好む理由《わけ》』（春陽堂書店）を刊行。あの歴史上の美女はなぜ長生きだったのか? 卑弥呼、小野小町、楊貴妃――。美女たちの長寿・美容食を、文献をもとに解説。楽しいイラストとともに紹介しています。

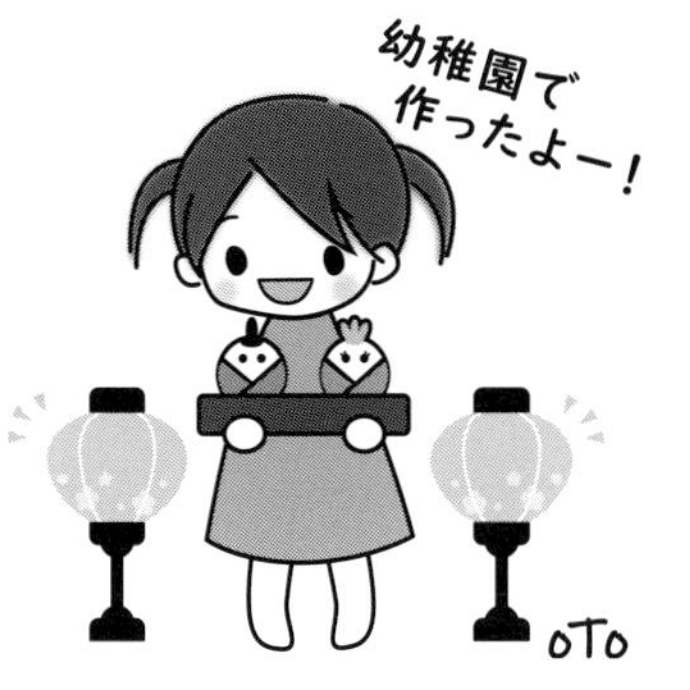

投稿歓迎　『食べもの通信』の感想や身近なできごとなど、どしどしお寄せください。メールでも受け付けています(tabemono@trust.ocn.ne.jp)。掲載させていただいた方には図書カードを進呈します。

TOPICS
情報トピックス

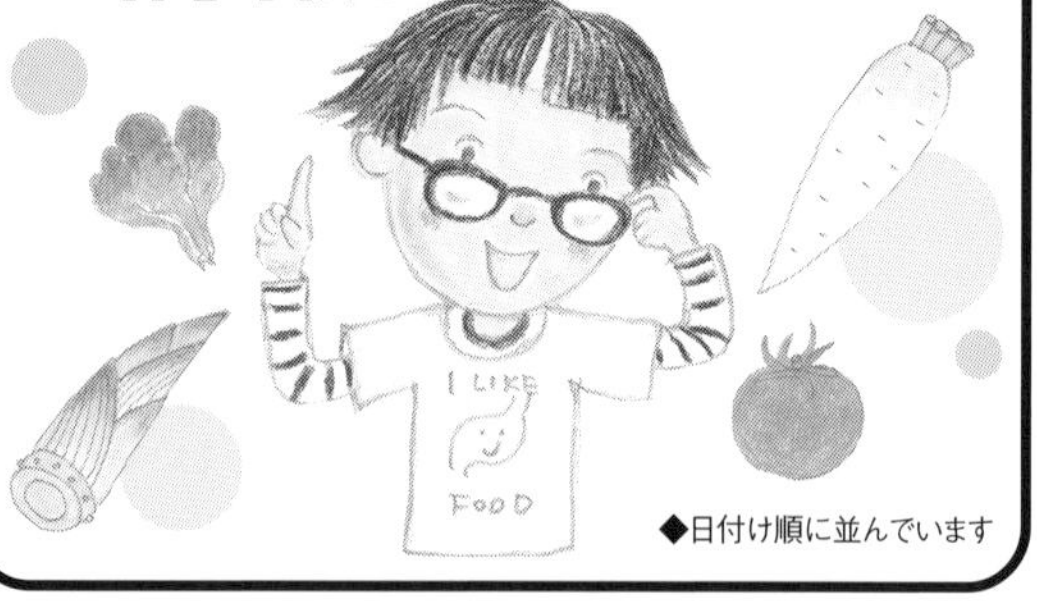

◆日付け順に並んでいます

日本近海の異常高温
1000年に1回から15年に1回に

国立環境研究所によると、日本近海が夏に異常な高温となる頻度は1000年に1度起きるかどうかだったが、地球温暖化によって15年に1度にまで増えている。昨年8月、本州南部の海面の8割で、台風の勢力を強めやすいとされる観測史上最高の平均水温28度以上を記録した。10～30年後には、「パリ協定」の目標を達成しても異常高温が2年に1度以上と、頻繁に起きると予測した。

海面水温が高くなると、大気中に含まれる水蒸気量が多くなり台風の勢力が強まるほか、サンゴの白化現象や魚の生息域が変化して漁獲量が減少することも懸念される。

●東京新聞　1月18日

店や公共交通の布マスク認めず　ドイツ
コロナ対策強化で「医療用を」

ドイツは新型コロナウイルス対策の強化のため、店での買い物や電車・バスなどの公共交通機関では布マスクは認めず、米国の規格「N95」に相当する欧州規格「FFP2」やサージカルマスクなどの医療用マスク着用を義務化することを決めた。さらに、すべての市民に可能な限り自宅にとどまるよう求め、企業は3月半ばまで、可能な限り従業員の在宅勤務を認めなければならないとした。

ドイツでも感染力が強いとされる変異型の広がりが懸念され、メルケル首相は「まだ時間があると思うのは間違い。いまが危険を防ぐときだ」と語る。

●朝日新聞　1月21日

海苔、相場の“崖崩れ”警戒
コンビニ不振でおにぎり売れず

2020海苔年度の海苔共販（入札）が11月から始まった。ここ数年は“46年ぶりの大凶作”も含めて不作続き。輸入海苔があるのでまかなえていたが、国産海苔は不足している状態だった。

しかし、新型コロナで状況が一変。緊急事態宣言が始まると、コンビニの来店客が減少し、コンビニおにぎりが売れず、海苔の納入量も大幅減に。その影響が回りまわって、今年度入札で相場の下げ圧力として大きくのしかかる。海苔需要のうち、業務用が約72％（食品新聞推計）を占め、その半分がコンビニ向け。業界は“崖崩れ”のような相場暴落を恐れている。

●食品新聞　1月6日

核兵器禁止条約、批准国で順次発効
締約国会議はオーストリア開催へ

史上初めて核兵器の開発や保有、使用などを全面的に禁じる核兵器禁止条約が1月22日、南太平洋のサモアから順次発効した。世界の核軍縮は核拡散防止条約（NPT）を柱にしているが、その動きは停滞してきた。核禁条約の推進国や非政府組織（NGO）は、核兵器を非人道兵器とする国際的な規範意識が高まり、核保有国への圧力になると期待しており、核軍縮の前進につながるかが注目される。国連のグテレス事務総長は「核兵器使用による壊滅的な人道上の結末に関心を集める、世界的な運動の成果」と評価。日本は参加していない。

●毎日新聞　1月22日

新型コロナで“外食控え”
食中毒発生が2割減

2020年の1年間の食中毒の発生件数は、例年に比べて少ないおよそ800件だった。

厚生労働省によると、2020年の1年間で全国の食中毒発生件数は、速報値で801件だった。2017年は1014件、2018年は1330件、2019年は1061件など、過去10年間は1000件前後で推移していて、2020年は例年に比べて2割ほど減少した。

新型コロナウイルスの感染防止策によって、外食を控える人が多かったことなどが影響した可能性が考えられる。

●フジテレビ系（FNN）ニュース　1月13日

環境負荷軽減へ法改正　ドイツ
テイクアウト容器「再利用可」義務化

ドイツでは2023年から食品のテイクアウト容器に関する改正法が施行、小売業者には、店内の飲料容器などに再生利用可能かどうかを明記することを義務化、表示違反には罰金が科される。

今回の改正法では、テイクアウト用商品販売のさいに、業者に再生利用可能な容器や、包装材を提供することを求めている。従来の使い捨て容器・包装材の併用も可能だが、価格は使い捨て容器より、高くしてはいけない。環境負荷の削減につなげるのが狙い。同国では19年１月から新容器包装廃棄法を施行している。

●日本農業新聞　1月31日

異常気象死者　20年で48万人
独シンクタンク調査

ドイツの環境シンクタンク「ジャーマンウオッチ」は、異常気象に関連した自然災害による死者が、過去20年間に約48万人にのぼるとする報告書を発表した。カリブ海地域や南アジア、アフリカなどの途上国を中心に暴風雨や洪水、熱波の被害を受け、多くの死者が出ている。

報告書の共著者であるダウィット・エクシュタイン氏は、貧困やぜい弱な状態にある国ぐにが、異常気象への対応でもっとも大きな困難に直面しており、「緊急に財政的、技術的支援を必要としている」と述べた。

●しんぶん赤旗　1月27日

農水省　和食の継承・発信
国内は人材育成、海外はアニメ活用

2013年にユネスコ無形文化遺産に登録された和食だが、19年の農林水産省国内調査では無形文化遺産登録の認知度は28%で、15年度調査の53%から大幅に下落。このため同省は和食文化の継承や発信強化に向けた政策方針をまとめた。

国内施策としては、共働きの増加で家庭での継承が難しい状況があり、地域で和食文化にかかわる人を増やすことや、次世代の人材育成があげられる。多様な食関係者が、「将来の食の担い手」となる必要性を指摘。海外普及には、日本アニメ・映画に和食シーンを採用するなどの提案をしている。

●日本農業新聞　2月5日

「人類滅亡」まで100秒
終末時計、コロナ危機で

米誌「ブレティン・オブ・ジ・アトミック・サイエンティスツ」は1月27日、核戦争などによる人類滅亡を午前0時に見立てた「終末時計」の残り時間を「100秒」と発表した。過去最短の残り時間だった昨年から据え置いた。

新型コロナをめぐり「深刻な地球規模の公衆衛生危機への対応を誤ったことで、各国政府や国際機関、間違った方向に導かれた国民が、核戦争や気候変動よりも大きな脅威に対処する準備ができていないという警鐘になった」と指摘。「昨年は核や気候問題で進展を欠いた」こともあると説明した。

●日刊スポーツ　1月28日

港区高齢者に配食　自宅療養支援
配達時に安否確認も

新型コロナウイルス感染拡大で、病院や療養施設に入れない感染者の増加を受け、東京都港区は自宅療養の高齢者(65歳以上)に、毎日3食分の食事を届ける事業を始めた。自宅療養者は外出しないよう求められ、外食や買い物に行けない。

配食費用は全額を区が負担し、配食サービス業者が配達する。夕食配達時に翌日の朝食も届けるため、配達は昼夕の1日2回で、安否確認を兼ねる。区内には65歳以上の自宅療養者が数人おり、これまで3人が配食サービスを希望した。利用者は「外出できないなか、配食は助かったと」語った。

●東京新聞　2月5日

ダイオキシンの流出懸念
15道県42市町村の山中に半世紀

猛毒のダイオキシンをふくむ除草剤、計約26トンが15道県42市町村の山中に、半世紀前から埋められたままになっていることが、林野庁への取材でわかった。うち12道県20市町村の約18トンは、林野庁の通達と異なる方法で出先機関が埋めたままという。林野庁は地域の安全に問題はないとしているが、近年は豪雨などで土砂崩れが相次いでおり、岩手県や福岡市などは除草剤の流出などを懸念して、撤去を求めている。

除草剤は「2・4・5T系」という種類。林野庁はかつて国有林の植林時にこれを使っていた。

●朝日新聞　1月30日

PRESENT
読者プレゼント

応募方法　FAX通信用紙のプレゼントA・Bいずれかに○をつけ、アンケートにご記入のうえ、3月20日までにお申し込みください（メール、郵送も可）。抽選でA・Bを各5人の方にプレゼントします。

A　『免疫力を食べる！ ウイルスに勝つ 7つの新生活習慣』

●著者　済陽高穂
●エパブリック
●1300円（税別）

本誌にも登場し、「がんを消す名医」としても知られる済陽高穂医学博士。独自の食事療法によって、がん患者を治癒に導いてきた著者が、免疫力を上げる食事と生活習慣を提案します。

免疫力向上の要「快腸」「温かい体」「豊かな心」をつくる済陽式免疫アップ術。朝はじゃこを、夜はパプリカを食べる、毎日30分間大股でウオーキングする、免疫力を劇的に上げる入浴法など、すぐにできる病気知らずの生活習慣が満載です。

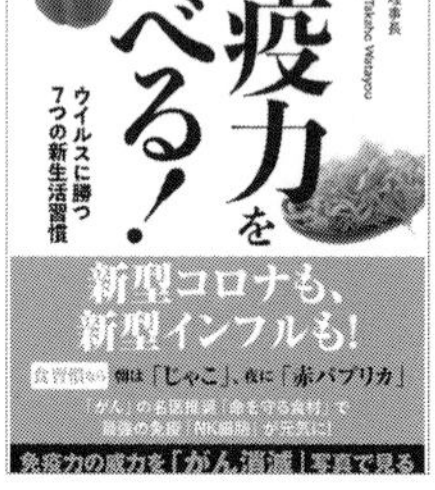

●TEL：03-5918-7940

B　土佐の鰹節屋 にぼしパック　昆布入り（無添加）

「おいしくて栄養豊富なだしをとりたいけど、忙しくて粉末のインスタントだしを使っている」「数種類のだしを上手に混ぜたいけど、なかなかそろえられない」という方に、とっておきの一品です。

カタクチイワシ、アジ、ウルメイワシを中心にブレンドした無添加の天然だしで、パック入り。水かお湯で3分煮だすだけで、コクのあるだしが出る便利な優れもの。安全・安心なおみそ汁、煮物、和風スープを毎日食卓にどうぞ。

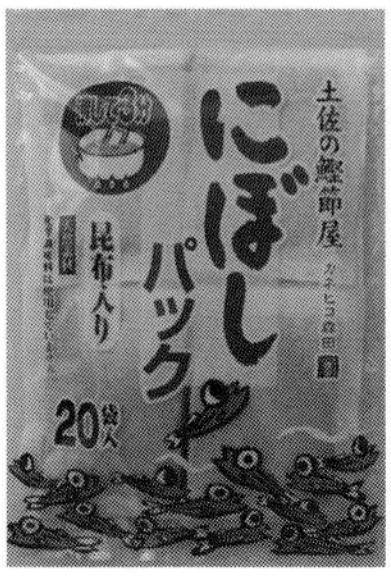

●内容量：200g（10g×20袋）
●価格：713円（税込）
●森田鰹節株式会社
高知市南久保7-34
TEL：088-883-5472

くらしのMEMO

砂糖の種類 特徴を知って食べよう

管理栄養士　小倉 希

砂糖の種類と特徴

＜サトウキビが原料の砂糖＞

●グラニュー糖（製菓、飲料用などに）・上白糖（料理全般に）

特徴　透明な結晶で、サラサラ。精製度の高い純粋な糖分なので体内の血糖値を急激に上げ、ビタミンB_1を消耗する。極陰性食品に属し、体を冷やすので極力控えたい砂糖。

製法　原料を洗浄・濃縮し、不純物を取り除いて加熱精製し、結晶化させるのがグラニュー糖。それに転化糖（ショ糖を果糖とぶどう糖に加水分解したもの）をまぶして、しっとり仕上げたものが上白糖。

●三温糖（煮物、佃煮に）

特徴　砂糖分が焦げて色は薄茶色。上白糖より加工度が高い。

製法　グラニュー糖や上白糖の残りの糖液を、数回煮詰める。

●黒糖（黒蜜、煮物に）

特徴　南西諸島（沖縄、鹿児島）のサトウキビから作られる、精製前の砂糖。ミネラルやビタミンを多く含む。黒砂糖は体調を崩しにくいが、暑い地方で育つので体を冷やす性質がある。

製法　原料を粉砕圧搾し、濾過した汁を煮詰める。

＜テンサイが原料の砂糖＞

●テンサイ糖（料理全般に。ただし色が付く）

特徴　色は薄茶色。精製度が低く、北海道育ちで体を温める性質がある。上白糖と比べ、ナトリウムは50倍、カリウムは17倍含み、ミネラル豊富でオリゴ糖も含まれる。

製法　テンサイの糖分を抽出して煮詰め、結晶を乾燥させる。（終）

家栄研だより（家庭栄養研究会）

TEL：03-3518-0624　FAX：03-3518-0622

お知らせ　**オンライン講演会**

「笑いと食と健康と」

講師：昇幹夫氏（産婦人科医、日本笑い学会副会長）
日時：3月13日（土）午後２～4時

コロナ禍で引きこもりがちな昨今。「笑って健康に。食べものを変えると人生が変わる」と題し、笑うことの大事さを、医学的見地から講演していただきます。

＜参加方法＞
①オンライン「ZOOM（ズーム）」で視聴
参加費：無料（配布資料はありません）
応募人数：80人まで
お申し込み：メールにて、氏名と電話番号を明記し、下記アドレスにお申し込みください。
info-zoom@tabemonotuushin.co.jp
②会場でのリモート視聴
参加費：資料代500円
会場：全国教育文化会館 エデュカス東京
　地下1階（千代田区二番町12-1）
　麹町駅（東京メトロ有楽町線）徒歩2分。
※四ツ谷駅・市ヶ谷駅から徒歩7分です。
参加人数：15名まで
申し込み：家栄研までFAX（氏名、住所、電話番号を記入）、または電話で。事前にお申し込みが必要です。

講師派遣しています

輸入食品の安全性、食品添加物、学校給食、電磁波問題などの学習会や勉強会に、講師の紹介や派遣をおこないます。家栄研までお問い合わせください。

ご活用ください

『かくれんぼ食品 PartⅡ～知らずに食べてる添加物～』A5判／32ページ／カラー／300円（送料別）

「かくれんぼ食品」とは、重要な情報が隠されている食品、つまり「表示がない」「表示を見てもわからない」食品のことです。添加物は物質名を重量順に表示するのが原材料表示の原則ですが、たくさんの例外があります。さまざまな表示例を使い、隠れている添加物を解説しています。
申し込み：食の安全・監視市民委員会
TEL：03-5155-4765
FAX：03-5155-4767
メール：office@fswatch.org

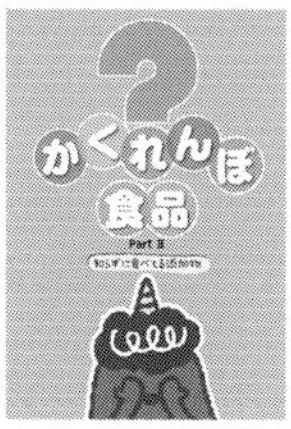

家庭栄養研究会に入会しませんか！

『食べもの通信』を支え、「心と体と社会の健康を高める食生活」を広めませんか。

会員には会報『家栄研通信』（隔月）をお送りいたします。年会費4000円、『食べもの通信』の年間購読料は会員割引で8000円になります。


オンライン「ZOOM（ズーム）」で読者会をしませんか

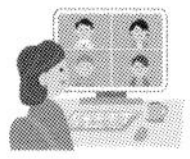

『食べもの通信』をみんなで読み合うと、より楽しく深く学べます。ズームなどを活用したオンライン読者会には、編集委員の参加も可能です。
現在、オンラインでおこなっている横浜の読者会NORA。全国どこからでも参加できるので、ぜひご参加ください（42ページ下段参照）。

ご活用ください

2019年発行の『食べもの通信』を、見本誌として差し上げます。学習会、読者会などにご活用ください。

家栄研までお申し出ください。

編集後記

あの未曽有の原発事故が起こった直後、何が起こったかの判断もできないなかで特集を切り替えて、できる限り収集した事実や身を守るためにできることを盛り込み５月号で第一報を出しました。

首都圏でも避難し、一時は水道も汚染され、乳児に水を配給した自治体もありました。

その後、毎月「放射能汚染から命を守る」の特別企画を組み、発信してきました。

一般食品の放射性セシウムの暫定規制値が５００ベクレルに設定され、避難指示区域の年間被ばく線量基準が20ミリシーベルトに設定され、それでは子どもたちを守れないと学習会やＤＶＤを作製し、伝え続けました。

繰り返される「直ちに今健康を害することはありません」の政府発表が不快で耳から離れませんでした。今も住民主体の復興は進んでいません。

毎年３月号に原発事故の特集を組んでいるのは「フクシマを伝え、そして忘れない」私たちの決意です。

（編集委員長　松永眞理子）

食べもの通信社NEWS

http://tabemonotuushin.co.jp

事務所移転のお知らせ

2月24日、家庭栄養研究会とともに移転しました。電話・faxは同じです。
新住所：千代田区神田神保町1-46

緊急事態宣言発令による書籍発送の対応について

緊急事態宣言発令により発送業務を縮小します。書籍の発送については、3～5日ほどお時間をいただいております。なにとぞご理解のほど、よろしくお願い申し上げます。

ZOOMで『食べもの通信』読者のお知らせ

1月28日、食べもの通信社主催の読者会をZOOMにておこない、2月号の感想や最近のできごとなど、読者のみなさんと交流しました。今後、定期的に開催する予定です。お気軽にご参加ください。

■2月28日（日）14時～15時30分
■募集人数：8名
■参加費：無料

参加希望の方は、氏名、TEL、「読者会希望」と明記のうえ、メールにてお申込みください。お申込みいただいた方に当日の読者会参加のための「参加URL」をメールします。

■締め切り：2月26日（金）
メールアドレス：
info@tabemonotuushin.co.jp
件名：読者会参加希望
注）ZOOMを使えることが前提です。

年間購読料、書籍の代金 銀行ATMからも振り込み可能です

銀行振り込み先の口座
銀行名：ゆうちょ銀行
銀行コード：9900
支店名：〇一九（ゼロイチキュウ）
口座番号：（当）0088386
口座名：食べもの通信社

銀行振込みの場合、お申込者と振り込み名が違う、住所が非通知になっているなどで、入金の確認ができないケースがございます。書籍を受け取ったさいの封筒の宛名ラベルの氏名・住所が、振込み時の氏名・住所と一致しない場合、小社にご一報いただけると助かります。

継続購読のお願い 抽選で粗品をプレゼント

定期購読（直送）を継続していただいた方のなかから抽選で**20名様**に、「かやふきん」をプレゼントします。

今回は2月21日から3月20日までに継続の振り込みをされた方が対象です。

■定期購読のお勧め（前納制）

★年間購読料 **8880円**（税・送料込）

バックナンバー1冊プレゼント

★半年購読料 **4440円**（税・送料込）

ファクス、郵送、電話、メールなどでお申し込みください。
ご送金は郵便振替で。

年間購読は自動継続です

購読期間が切れる2カ月前に、継続用の振込用紙をお送りします。

お断り ご送金いただいたあとに（とくに月の中旬にご送金のとき）、行き違いで振込用紙が届く場合がありますが、何とぞご容赦ください。

購読期間が切れても、継続してお送りしています。**購読中止の場合は、**お手数ですが、**必ずご連絡ください。**

■取り扱い書店（約100店舗）は、小社ホームページをご覧ください。

■郵便振替口座00190-9-88386 食べもの通信社
■土日祝日は、発送をお休みしますので、ご了承ください。営業時間10：30～16：00
■本誌の記事を転載するさいは、小社までご連絡ください。
■ご投稿・情報をお待ちしております。

食べもの通信 4月号予告

インタビュー
料理研究家 コウケンテツさんに聞く

特集 最近のアレルギーの実態と予防と改善のポイント

気になる乳幼児の不機嫌、ゴロゴロ
家庭栄養研究会編集委員会

最近の子どものアレルギーの特徴
小倉由紀子

妊娠中から離乳期のアレルギー予防のポイント
眞鍋譲子

自然で安全な食事で健康な子どもたち
高取保育園

とっておきの温泉宿⑭
神奈川県・湯河原の「源泉宿　ゆっくり」
和田美代子

ワッハッハ談義・行事食㊾
野掛け弁当
永山久夫

情報カフェ㉘
キャベツの抗がん作用
家庭栄養研究会編集委員会

食べもの通信 3
心と体と社会の健康を高める食生活
2021 3月号
No.601

編集／家庭栄養研究会
TEL 03-3518-0624　FAX 03-3518-0622
発行／株式会社 食べもの通信社
TEL 03-3518-0621　FAX 03-3518-0622
〒101-0051
東京都千代田区神田神保町1-46 斉藤ビル4F
発売／合同出版株式会社
TEL 048-291-9494　FAX 048-291-9414
デザイン／佐藤健
印刷・製本／光陽メディア

お申し込み・お問い合わせ先

●購読の申し込み、書籍の注文、発送、住所変更、購読中止などに関するお問い合わせは、食べもの通信社へ。

TEL：03-3518-0623　FAX：03-3518-0622

●編集内容についてのお問い合わせは、家庭栄養研究会へ。

TEL：03-3518-0624　FAX：03-3518-0622

メールアドレス：tabemono@trust.ocn.ne.jp
ホームページ：http://tabemonotuushin.co.jp

FAX通信用紙

家庭栄養研究会・食べもの通信社
FAX 03-3518-0622

■お名前　　掲載可・匿名希望・掲載不可
いずれかに○をつけてください。　■年齢

■ご住所　〒　　読者・会員(○をつけてください)

■ご職業

■電話／FAX　　■メールアドレス

●読者プレゼントのお申し込みは、FAX以外に、メールや郵送、ホームページからも受け付けております。

3月号 読者プレゼント	希望します A:『免疫力を食べる! ウィルスに勝つ7つの新生活習慣』(　　) B: 無添加 にぼしパック昆布入り(　　)	＊どちらかひとつに○をつけてください

アンケートにご協力ください

●プレゼント応募締切り3月20日　＊小社のホームページからも応募できます
当選者の発表はプレゼントの発送をもってかえさせていただきます。

●ご感想

●連載でよかったページ

●身近な出来事、楽しみにしていることなどあなたのご意見をお寄せください。

●今回の特集について　□ とてもよかった　□ よかった　□ むずかしかった　□ ものたりなかった

●今後取り上げてほしいテーマ、インタビューしてほしい人は?

※ご感想など「私もひとこと」欄に掲載させていただく場合があります。

●お友達をご紹介ください(バックナンバーを見本誌としてお送りします)

ふりがな
●お名前　　●ご職業

●ご住所　〒

●電話

食べもの通信社　〒101-0051　東京都千代田区神田神保町1-46　TEL:03-3518-0623　FAX:03-3518-0622
■http://tabemonotuushin.co.jp　■メール:tabemono@trust.ocn.ne.jp

●感想・ご質問・ご意見などはメールやホームページでも受け付けております。送り先は食べもの通信社のメールアドレスまで。
●FAXでのご注文は裏面の[注文用紙]でお願いします。

2021.03

食べもの通信社の出版物［注文用紙］

申込み **FAX:03-3518-0622へ**

お名前　　　　年齢

ご住所 〒

TEL/FAX　　　　ご職業（所属）

『食べもの通信』定期購読申込み 8880円（税・送料込み）　［　］月号より（　）冊

新刊 **知っておきたい身近な電磁波被ばく**	1400円（税・送料別）	（　　）冊
大好評3刷 **食べものが劣化する日本**	1400円（税・送料別）	（　　）冊
〔改訂新版〕**がん再発予防の食事&生活術**	1300円（税・送料別）	（　　）冊
乳がんに負けない! あなたの命を守る食事	1300円（税・送料別）	（　　）冊
今日からできる　認知症予防の食事と生活	1200円（税・送料別）	（　　）冊
6刷 **知ってびっくり　子どもの脳に有害な化学物質のお話**	1300円（税・送料別）	（　　）冊
牛乳のここが知りたい 気になる女性ホルモン、がんリスク〈ブックレット②〉	600円（税・送料別）	（　　）冊
小麦で起きる現代病 “パン好きな人”気をつけて〈ブックレット①〉	600円（税・送料別）	（　　）冊
おかわりちょうだい! 保育園ごはん 元気な子どもを育てる安心レシピ	1400円（税・送料別）	（　　）冊
四季の保存食と作りおきレシピ100	1300円（税・送料別）	（　　）冊
『食べもの通信』収納BOX（2年分収納できます）	300円（税・送料別）	（　　）個

2020~21年『食べもの通信』バックナンバー 本体価格600円（税別） サポーター価格10冊1セット 6000円（税込み）

20年 2月号	特集① 新たにわかったビタミンDの実力　特集② 野菜を無駄なく食べきる	（　　）冊
3月号	特集① 消化力高めて体調アップ　特集② 原発事故から9年	（　　）冊
4月号	特集 有機食材の学校給食	（　　）冊
5月号	緊急特集 新型コロナ感染予防　特集② 市販のパン・除草剤残留　特集③ 安心な虫よけスプレー	（　　）冊
6月号	特集 世界が注目! 抵抗力アップの納豆パワー　シリーズ コロナ危機から命を守る〈1〉	（　　）冊
7月号	特集 コロナ禍で拍車! 気候変動が招く食料危機 シリーズ コロナ危機から命を守る〈2〉	（　　）冊
8月号	特集 色とりどりの夏野菜で免疫力アップ!　シリーズ コロナ危機から命を守る〈3〉	（　　）冊
9月号	特集 食べ続けて大丈夫?超加工食品　シリーズ コロナ危機から命を守る〈4〉	（　　）冊
10月号	50周年記念号特集 50年で激変!化学物質を減らしてすこやかな未来を	（　　）冊
11月号	特集① 最強の健康食　特集②新たなプラスチック問題　シリーズ コロナ危機〈5〉	（　　）冊
12月号	特集 海苔は日本古来のスーパー食材　シリーズ コロナ危機〈6〉	（　　）冊
21年 1月号	特集 新年から始める「ゆる菜食」	（　　）冊
2月号	特集① 花粉症シーズンを乗り切る!　特集②食品ロス削減　シリーズ コロナ危機〈7〉	（　　）冊

●**お支払方法**（いずれかをお選びください）　□**郵便振替**　□**代金引換**（送料と代引手数料別）

『食べもの通信』年間プレゼント（結婚祝い・出産祝い・お礼・その他）（　　）月号から **1年間8880円、半年間4440円**（税・送料込み）

●プレゼントの送り先

お名前　　　　TEL

ご住所 〒　　　　メール

食べもの通信社　〒101-0051　東京都千代田区神田神保町1-44
TEL:03-3518-0623　FAX:03-3518-0622　http://tabemonotuushin.co.jp

＊土日祝日は休業のため、ご注文の品の発送は平日になります。ご了承ください。

価格:2021年3月1日現在

食べものが劣化する日本

好評3刷!

命をつむぐ種子と安心な食を次世代へ

知らないうちに食べものが変質!?
ブラックボックス化する食の世界

「食の安全をめぐる最新の動きがわかる」と大好評！

劣化した食品があふれる
日本の食卓。
知られざる実態を暴き、
未来世代のために
有機農業国への転換、
「食料主権」を呼びかける
こん身の一冊。

■著者
安田節子 食政策センター・ビジョン21代表

■A5判並製／192ページ1400円＋税
発行：食べもの通信社／発売：合同出版

知ってびっくり

改訂6刷

子どもの脳に有害な化学物質のお話

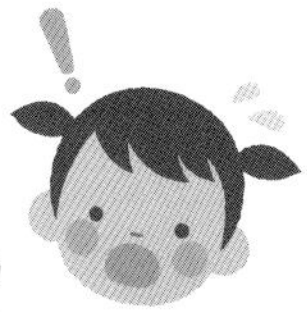

本誌に連載していた市民科学者・水野玲子氏の
「見えない有害物質と子どもの健康講座」
が本になりました。
こげつかない鍋、芳香剤、殺虫剤、
シャンプーなど、身の回りにある化学物質。
子どもの発達障害や知能低下、
生殖異常などの影響を警告します。

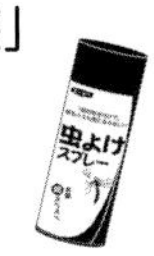

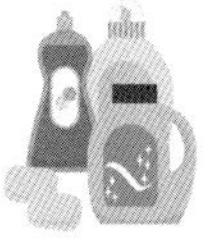

■A5判並製／128ページ1300円＋税
■著者：水野玲子／
発行：食べもの通信社／発売：合同出版

ご結婚、ご出産のお祝いに、お世話になった方に、お友達に

『食べもの通信』をプレゼントしませんか

『食べもの通信』の
年間プレゼントが大変喜ばれています。
初回はプレゼントカードを添えて、先方にお送りします。
半年分のプレゼントも可能です。

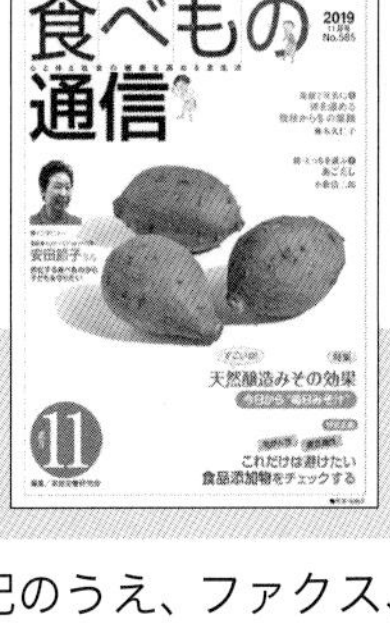

1年分（12冊） **8880円**（税・送料込み）
半年分（6冊） **4440円**（税・送料込み）

●贈り主と贈り先、両方のお名前、住所、電話番号、ご希望の開始号を明記のうえ、ファクス、はがき、メールでお送りください。お電話でも受け付けています。振込用紙は、贈り主様宛に郵送します。

編集―家庭栄養研究会　TEL:03-3518-0624　FAX:03-3518-0622
発行―食べもの通信社　TEL:03-3518-0623（注文専用電話・10～18時）　FAX:03-3518-0622
発売―合 同 出 版（注文専用）　TEL:048-291-9494　FAX:048-291-9414

ISBN 978-4-7726-7141-5
C0036 ¥600E
9784772671415
1920036006007

定価＝本体600円＋税

『食べもの通信』
年間購読料　8880円（税・送料込）

〒101-0051
東京都千代田区神田神保町1-46